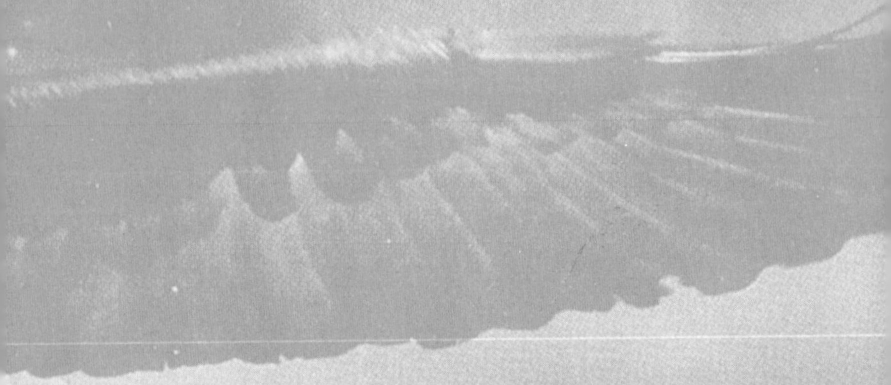

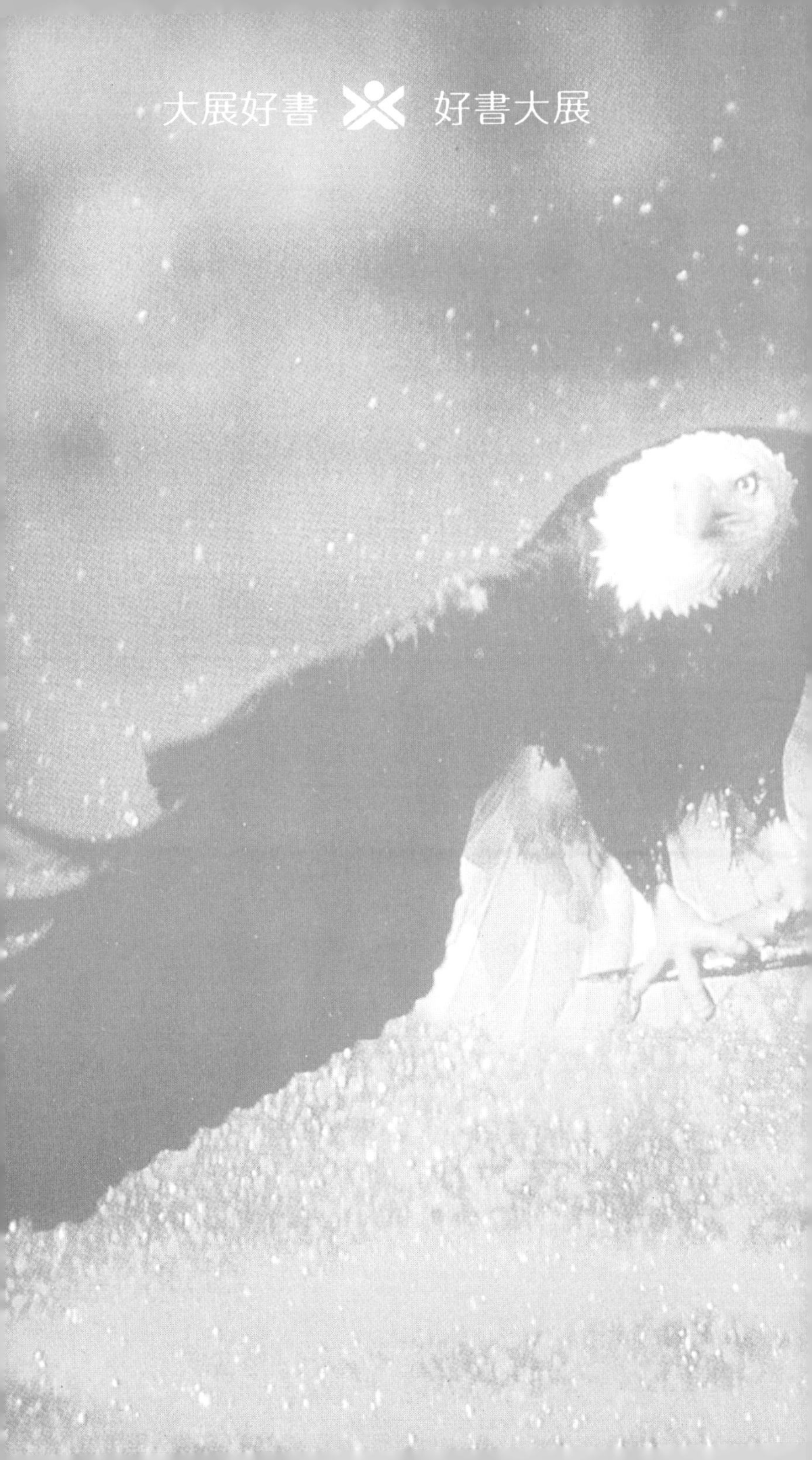
大展好書　好書大展

婦幼天地

47

軟管
減肥瘦身

高橋輝男
富家孝／著
李芳黛／譯

大展出版社有限公司
DAH-JAAN PUBLISHING CO., LTD.

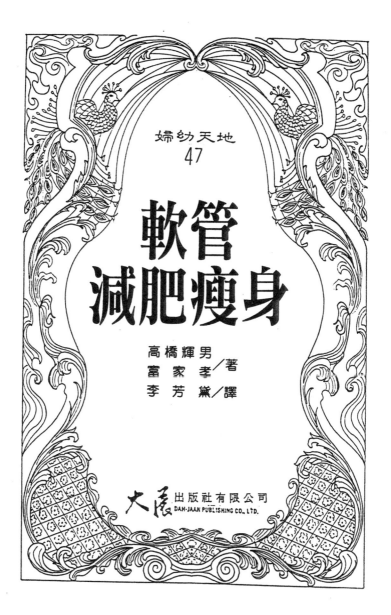

序言——帶給你綻放式的健康美

創造健康、美麗的姿態——這是「軟管減肥」的主題。

你必須準備的物品是，一本軟管減肥書，以及恆心。完全不必極度限制飲食，或者拼命忍耐不去吃自己想吃的東西。

依照本書（第四章）的菜單與解說，一天進行十五至二十分鐘，有恆心地持續運動，即可一步一步往許多女性的願望「希望像這種身材」，以及許多男性的理想「希望像這種體格」邁進。其內容是利用軟管，長期進行肌力強化訓練，尤其適合創造女性健康美與減肥。

而且，每天感覺心情舒暢，有消除緊張與便秘、肩膀僵硬、腰痛等副效果。

此外，年輕時開始「軟管減肥」，即使過了肌膚開始老化（一般為二十五歲）年齡，也還能保持嬌嫩的肌膚與有彈性的體型。

當然，在意身體膨鬆部分（皮下脂肪）的人，「軟管減肥」的效果絕佳。不僅除去皮下脂肪，也能使脂肪下的肌肉緊縮，創造有彈性的曲線美。

如上所述，「軟管減肥」的目標，並非只是「瘦」。而是讓你從身體內部散發健康，創造美麗又健康的身體，這才是「軟管減肥」最大的效果。

本書由指導此運動達二十五年的高橋醫師，以及有豐富運動教練經驗的富家孝共同執筆。

我有把握，這是一本不論在實踐或理論、體驗或醫學上，均站得住腳，「信賴性極高」的書。

來吧！你也立刻進行「軟管減肥」，創造屬於自己的健康美吧！

高橋　醫師
富家　孝

目錄

第二章　光是這樣就有效果

第三章　減肥的策略

目的別之軟管減肥菜單

第五章　提高效果的方法與想法

第六章　更了解軟管減肥的Q＆A

第一章

什麼是軟管減肥

二十五年前遇見的軟管體操

什麼是軟管減肥？在回答問題之前，請先聽聽我（高橋）本身的體驗。

現在打著「軟管體操」的減肥運動很流行，但利用生橡膠良好的伸縮性，廣義的肌力訓練，絕非目前才被發明出來的。

一百多年前開始，尤其以巡迴參賽多的職業摔跤選手為中心，就一直被當成「方便攜帶，何處均可簡單進行，而且有效果的肌力訓練法。

我本身從二十五年前開始，就利用軟管訓練來強化肌力。醫生勸我節食，如文字所述，我也活用於減肥上（詳細內容於第二章敘述）。

教我此方法的是已故的保利斯・馬蘭克先生。

在美國為職業摔跤選手的他，當然以軟管訓練為訓練肌力的方法。擔任教練之後，他也很自然地繼續利用此方法。

當初我以不屑的眼光看著只憑一條「橡膠軟管」伸縮運動的他。因為當時的我堅信，啞鈴、舉重鍛鍊肌肉的最佳方法。

然而，在巡迴遠征之時，無法攜帶沈重的啞鈴，沒辦法，只好在伏地挺身、交互蹲跳之餘，從馬蘭克的旅行袋中取出軟管練習。

「馬蘭克，這條橡膠軟管這麼有效嗎？」

當時我曾好奇地問他。

「試試看不就知道了嗎？」

他以毛巾擦拭被汗沾濕的軟管，然後擲給我。二十五年前，我遇見了軟管訓練。

「橡膠軟管」的驚人威力

看著看著，我便嘗試使用，發現軟管的負荷（抵抗）很快地刺激肌肉。

「哇！這東西還真的能用耶！」

這是我最初的感觸。

不過對於三十歲左右的我而言，只要稍微張開手，軟管就能簡單伸縮。舉重器不用說，就算比啞鈴也有點不足的感覺。

「這種訓練太輕鬆了！」

我對馬蘭克投予輕視的眼光。因為再怎麼說都只是一條橡膠軟管而已。

結果馬蘭克反而笑說：

「ＯＫ，彼得（我的英文名字），你握住只有十公分的軟管，進行同樣練習看看。」

只有十公分。我依照他的指示，縮短軟管固定支撐點至手握處的長度，再一次進行相同動作。

結果呢？這次感到手、肩肌肉承受比之前多一倍以上的抵抗力。

「怎麼樣？彼得！還不夠嗎？」

現在換馬蘭克對我投予不屑的眼光了。我當然也不服輸。

「雖然不容易，還難不倒我。」

「哦，原來是我太小看你了。那麼你何不試試使用二條軟管，右手十下、左手十下。」

他故意挑逗我。對體力、肌力很有自信的我，怎麼能怯場呢？

「什麼，每手十下就好了？」

「以我的年齡，這樣就足足有餘了。要是像你這麼年輕的話……。」

「每隻手二十下，做二次！」

與馬蘭克得意的笑臉對照，隔天我的肌肉痛得愁眉苦臉，還讓他為我貼藥布。

在醫院也可進行的軟管訓練

以此「事件」為開端，我才認真學習以前嗤之以鼻的橡膠軟管運動，不，是軟管訓練。

我的老師當然是馬蘭克先生。我在體育先進國家美國，從摔跤選手開始，就接受專門指導，對我而言真是最佳指導老師。

要鍛鍊什麼樣的肌肉必須進行怎麼樣的訓練才好呢？呼吸法如何？注意事項有哪些？在不勉強的情況下達到效果的運動量……。

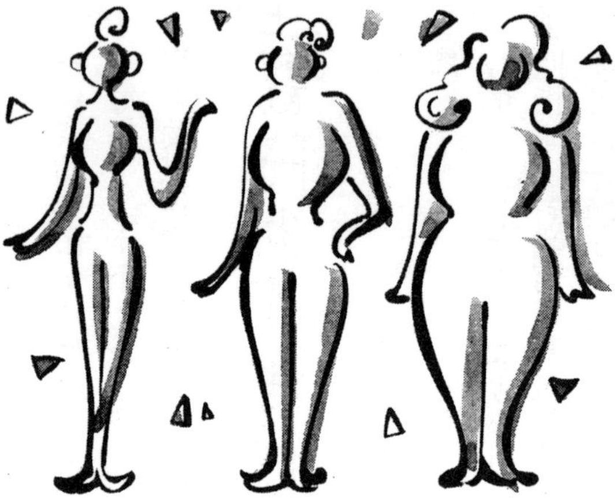

即使不刻意到練習場，也可以在家簡單練習。不知不覺中，軟管訓練成了我的主要練習項目。

馬蘭克先生指導我基本方法，在不斷練習中，我也思考獨門之訓練法。現在，我也對年輕職業摔跤選手進行軟管訓練法。

這時，軟管訓練讓我越來越有信心。因為隨著日本運動醫學之發達，我了解馬蘭克教我的方法是非常合理的肌肉訓練法。

同時，被認為是運動選手訓練最佳方法的軟管訓練，其軟管的抵抗輕，因骨折等手術後的選手，或長期住院患者為了防止肌力降低，均可以軟管練習。美國醫院在很久以前就利用軟管訓練法了。

配合使用者的目的，自由調整抵抗力（肌肉承受得住的負荷），從這層意義而言，再也沒有比軟管訓練更恰當的方法了。就連我也可依照當天情況，或配合強化肌肉部位，改變軟管的抵抗。

只不過，我並不將軟管訓練定位在職業摔跤這個狹窄的世界裡，也就是並不著眼於加強軟管抵抗，或增加訓練次數。

在此，我從反方向來思考，減輕抵抗、減少次數，軟管訓練不也對一般人的健康有所助益嗎？坐而想不如起而行，我希望讓更多人了解「世上最方便」的肌力訓練方法，於是立刻創立「軟管訓練普及會」。這是距今十五年前的事情。

為什麼也對減肥有效呢？

普及會並非只宣傳軟管訓練的好處而已。

我們一方面聯絡民眾「有自己在家就可以簡單進行的肌力訓練法」，另一方面也打聽在美國利用軟管訓練有效的運動選手。雖然只是一小步一小步，但軟管體操的範圍已經開始擴展。

有位女性朋友問我：「我想擁有曼妙的身材，可以利用軟管嗎？」

但缺乏指導者。正確推廣軟管體操及訓練方法的普及，這是最弱的一點。職業摔跤運動員可以由我直接指導，然後以前輩指導後輩的方法一脈相傳。但對於其他分野的運動選手，或一般社會大眾，就無法如此做了。

於是，我自己設計軟管體操的指導解說書，主要著眼點是提升運動選手的肌力。很幸運地，我得到在橫濱YMCA擔任健身運動教練的佐佐木理繪小姐，以及瑪格麗特．溪斯小姐的協助，因此能夠將對於女性美容與造型有助益的訓練方法，也收錄在指導解說書中。

就這樣，五二頁的小冊子濃縮了許多內容，完成軟管體操（大概是日本第一本）指導解說書。初版在一九八三年，是十幾年前的事了。

這本小冊了出版後，有許多女性朋友前來打聽有關造型的問題。但說是造型，其實女性最關心的還是「希望更有曲線的體型」。也就是減肥。

於是對於軟管體操的活用，我從創造女性「健康美」開始，現在也關心「減肥」

問題。

在這種緣由之下，就出現了本書所介紹的軟管減肥。換言之，軟管減肥就是利用先前說明的軟管運動，以「創造有減肥效果的健康美」為目的，讓女性能夠不勉強地持續修正身材。

危險不健康的「減肥書」太多了

後來，我到書店時，總會走向「健康」、「美容」專櫃，翻翻「減肥」、「瘦身」、「美容體操」等標題的書。

當時如果求教於本書共同作者富家先生就快多了，但當時我根本沒想到要寫有關女性的減肥書。

而且即使向專家求教，站在軟管體操指導者的立場，也無法掌握女性真正希望是什麼，或減肥的基本到底是什麼？

讀過這些書後，我既失望又生氣，市面上太多不負責任又危險的書了。

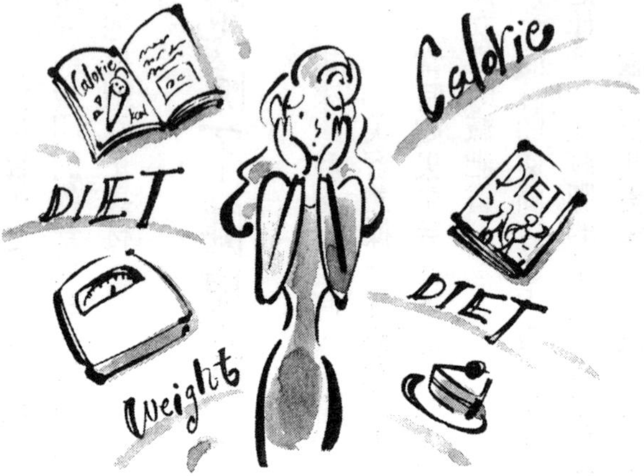

詳細情形留待後章請富家先生從運動醫學的立場詳細解說，在此先舉二、三例。

一是「一個月瘦十公斤」之類的書。

二百公斤的女性一個月變成一九〇公斤，也許沒什麼，但普通女性一個月怎麼可能瘦十公斤呢?就算可能，在健康上也太危險了。這根本就是不負責任的危險減肥方法。

另外是「不用運動就瘦身」的書。

這種書陸續出現，是因為抓住「人人都想輕鬆減肥」的心理。

但這種書根本就是騙人。人要瘦下來，除了基礎代謝（即使睡眠也必須消耗熱量維持體溫等）部份之外，一定得藉著運動燃燒、消耗身體脂肪。這是正常減肥的大前提。

不用運動的「瘦身」，一看就是不健康的減肥。「瘦身香皂」風行一時，但現在已經無人問津，就是這個道理。

此外，節食減肥的書也不少。

營養師計算過熱量的飲食表，比起右列各種書，可算是有良心的書了。

但只限制飲食而無適當運動，結果體重是減少了，但在體脂肪減少的同時，連重要的肌肉（從美容眼光來看，是造成美麗儀態的筋肉）也不見了。就健康、美容層面而言，都不太好。

糖尿病患者另當別論，要一般人絕對控制一天吃多少熱量食物，實在很不舒服。

我建議女性選擇一天運動十五分鐘的軟管減肥法。

軟管減肥的優點

接著，我就本身的經驗及前述介紹事項，將「軟管減肥」的優點做個總結。

①何時何地均可輕鬆進行

這是軟管減肥的最大好處。

原本只有二公尺長的橡膠軟管，對於巡迴於各地參賽的職業摔跤選手而言，是攜帶非常方便的運動用具。不但重量輕，而且伸縮自如，可以收在揹袋內。

由於攜帶方便，所以不管到哪裡，只要有時間及場所，即可進行練習。當然，在辦公室午休時間也可以進行。大部分讀者是在家練習，只要一條軟管即可簡單開始，而且運動時間只要十五分鐘。

這種方便性是使軟管減肥持續的重要因素。

②抵抗（負荷）的調節很簡單，而且經濟

軟管是伸縮自如的橡膠製品。藉由從固定支點至手握位置的長度變化，即可簡單調節軟管抵抗力之強弱。二條軟管重疊則可產生相當強的抵抗力。

換言之，你可配合當天的肌力、狀況，自行調節抵抗力。

一開始進行軟管減肥，應以毫不勉強的弱抵抗力訓練肌力，之後再慢慢加強抵抗力。實在找不出這麼經濟、方便的道具了。

（軟管的耐久性將於第六章的「Q&A」說明。）

③比什麼都安全

軟管減肥也是重量訓練的一種，但不必使用啞鈴、槓鈴等重物道具，只要一條輕橡膠軟管即可。因此不會發生重物落下傷害腳的事故。

當然也不會傷害寶貝家具。

除此之外，軟管的抵抗力方面，它具備一開始拉微弱，越伸越強的性質。也就是不會對使用的肌肉造成激烈負荷，初學者亦可安心練習。

只不過其素材為橡膠，其磨損處可能會在練習時斷裂。

但別擔心，就算會讓妳嚇一跳，也不會讓妳受傷。保證軟管可用二十五年。

請遵守第四章記載之注意事項。

絕對不會變成突出的肌肉

女性讀者當中，也許有人看了「軟管訓練是職業摔跤選手的訓練項目」或「以軟管鍛鍊肌肉」的論述，擔心「利用軟管進行減肥，是不是會讓自己變成肌肉突起的健美選手型女性」。

請放心，一天十五分鐘的練習程度，不，就算是更激烈的重量訓練，也因為女性荷爾蒙的關係，絕不會使妳成為肌肉突起的女性。

「可是也有肌肉突起的女性啊！」

也許有人持反論。

答案有二點。第一，她們的鍛鍊方法及量都無法與本書介紹的軟管減肥相比。第二，她們體型的形成，應該還有訓練以外的要素。

從反面來說，就算妳想利用軟管減肥法，讓自己變成肌肉突起的體型，也根本沒辦法。因此，請安心練習。

目的是創造不鬆弛的「健康美」

那麼，軟管減肥的目標體型是什麼樣子？

極端而言，就是「適合裸體的體型」。

對不起，我絕對沒有輕浮的意思。即使穿著內褲看不到堅挺上抬的臀部，或著肩膀不像衣架那麼有稜有角，至少身體優美自然的曲線也很難遮掩得住——我說就是這種體型。

例如美國電影中的女演員。即使在宴會場合穿大膽服裝，或與男演員表現『親熱』畫面，她們均能自然流露出身體曲線美。

「西方女性的體格本來就比較健美。」也許有人這麼說，但絕非只靠天生。以夏倫·史頓為首的有名女演員們，她們的身體曲線緊縮結實，散發出健康的美麗，並非因為她們是西方人（當然不能完全否定此要素，但更根本的理由還有其他），而是她們不斷利用重量訓練鍛鍊身體肌肉。

穿著貼身衣褲站在舞台上表演的瑪丹娜，其配合音樂節奏的均衡身體曲線，也是不斷鍛鍊肌肉、消除贅肉的結果。

軟管運動是重量訓練的一種，其目的是使女性恢復原來具備的「自然柔和健康美」。

而找回健康美最重要的要素，正是「鍛鍊肌肉」的運動。

藉由此種運動燃燒多餘的脂肪，達到體重減輕的效果。換言之，軟管減肥並非只是減重，目的是在減重的狀況下創造健康美。

軟管減肥在消除多餘皮下脂肪的同時，使有用的肌肉發育，藉此使妳從身體內側美起。

這一點與一般只以減重為目的，不配合適當運動的「減肥」，或只讓身體外側看起來美麗的「瘦身」，是最大不同處。同樣減五公斤，但肌肉有彈性、曲線柔和的美就是不一樣。

實際練習軟管減肥體操後，相信妳一定可以感受到上述不同點。

已經沒有其他囉哩囉嗦的理由了。現在只要準備一條橡膠軟管，及一天十五～二十分鐘的時間，其餘的就是妳「創造健康美」的決心了。

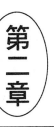

第二章

光是這樣就有效果

軟管減肥的雙重效果

先整理一下第一章說明過的內容。

軟管減肥可說是「配合自己的肌力，隨時隨地能在短時間內簡單進行」之重量訓練的一種。

雖然這麼方便，但效果卻是超群，這也是軟管減肥的魅力所在。

大體而言，軟管減肥有二種效果。

一是使身體多餘的體脂肪燃燒，使體脂肪排出體外的效果。另一項是接受軟管的抵抗使肌肉發達，這具有創造美麗曲線的效果。

只要持續進行軟管減肥，就能相繼發揮這二次效果。也就是瘦得健康、美麗。

本來應以女性為實例，但在此我介紹本身（高橋）的減肥經驗。因為在五個月內成功減掉十五公斤的經驗，對女性而言是相當有益的資訊。

從一百公斤降到八十五公斤

由於我是職業摔跤運動員，所以幾乎每日練習軟管運動。我相信身上沒有多餘的脂肪。

之所以下決心減肥，是因為醫生建議「最好減少些體重」。去年（一九九五年）八月，因練習過度，腹肌太疲勞而導致筋斷裂，接受縫合手術之後，醫生向我提出這項忠告。手術三個月後，我在得到主治醫師「從輕量運動開始」的許可下，開始軟管減肥。

開始時的體重是一〇〇公斤，身高一七三公分，可說是肌肉質的體格，如醫生所言，屬稍微肥胖型。而且脂肪肝（肝臟有過多脂肪的狀態）的問題也被注意到。

於是，我以體重降至八十五公斤為目標，在兼顧維持肌力的運動之下，開始軟管減肥。

我在自宅每天花十五～二十分鐘，每週進行四～五次不同種類的運動。飲食並沒有什麼改變，只是盡量避免攝取油炸食品及吃零食。

體重突然減輕，真不可思議

最初的一個月減輕三公斤，二個月後體重降至九十四公斤。

雖然手術後休養期間體脂肪增加，但我原本是屬於體脂肪少的運動員型體質，在一天僅僅十五～二十分鐘的運動量下，一個月能減輕三公斤，真是新鮮（大概以前太不關心「減重」了……）。

讀者也許會覺得「什麼，只有三公斤」。可別小看這三公斤哦，因為加上藉由運動鍛鍊出來的肌肉部分，所減的就不只三公斤了。

換言之，「（體脂肪減量部分）－（肌肉增量部分）＝三公斤」。這就是軟管減肥場合體重減輕的意義。同樣是減肥，但與重要的肌肉連同體脂肪一起減掉的「減肥」完全不同。

但是我的減肥計畫在此發生意料之外的事態。體重減至九十四公斤後，就不再減少了。降至九十四公斤之後，我從此每天早上量體重，已經成了一種習慣，但卻發現體重計始終指著九十四公斤，不再移動。

愉快地開始減肥，但一星期來體重都沒有下降，讓我有些焦急。甚至想到，「連男性都會為減肥停頓而煩惱了，何況是女性」。

這種狀態大約持續半個月，不可思議的是，當體重突破九十四公斤後，減重又再度順利了。一個半月左右，我的體重降至九十公斤。

富家醫師的忠告

不論男性或女性，一般而言只要在持續運動的狀況下進行減肥，開始後的一段期間一定會出現減肥效果，但體重降至某時點便停止。

此時的體重稱為「停止下降值」。停止下隆值是身體無法適應減重的界限值，也就是身體發出「再減重就危險」的警告。

如果是激烈的運動，必須有一些應對措施，例如將每天的量減少，或每隔一天、二天才做一次。不過一天十五分鐘的軟管減肥，就無此顧慮。

可是身體也有不想運動的時候，這時得聽聽身體的聲音，調整運動量。只是完全停止運動會導致反效果。好不容易適應減重的身體，將會再往怠惰方向前進。

配合身體發出的訊息持續適度運動，就會像高橋所說的，從某時點開始體重繼續下降。高橋的情形是身體適應九十四公斤後再繼續。

當此訊號出現時，就得恢復運動量。

大致說明有關體重的測定。重要的是每天固定時間（也就是在一定狀態下）量體重。「早上起床立刻量體重」最好。即使同一天，體重也會因飲食量及運動量而引起變化。量體重也得注意不要隨著數值一喜一憂。在減肥以外的要因下，體重也經常變化。因此測量體重的場合，只要檢查是否減重的大方向即可。

身體充滿「朝氣蓬勃」的感覺

從九十公斤減至目標八十五公斤，只花了一個月。但其間我除了繼續軟管體操之外，還服用抑制體內吸收糖、脂肪的輔助食品。

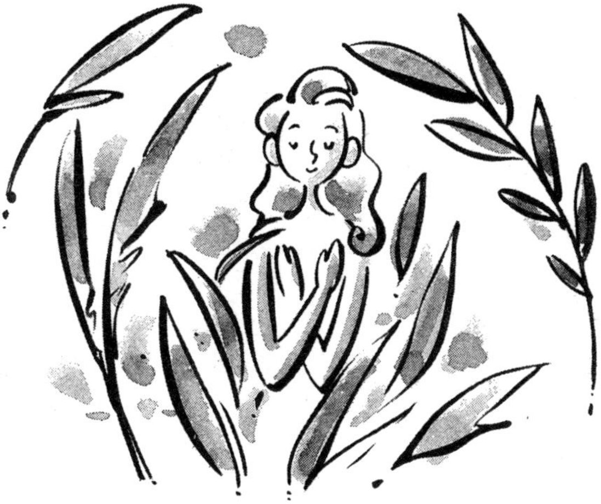

關於輔助食品將於第五章介紹。

像我這種肌肉體質的人，一天做十五～二十分鐘軟管體操，四個月便減輕十公斤，藉著輔助食品，一個月又減五公斤（五個月共減十五公斤）。

但重要的不是只有十五公斤這個數值。

手術前後三個月沒做什麼運動，鬆弛、慵懶的身體對我來說並不舒服。而藉由軟管運動，讓我找回最重要的活力。

「身體充滿朝氣」的感覺真好。

以前慵懶的身體變得很輕盈，同時也覺得身體各部位「舒暢」多了，更能促進睡眠。

這種身心愉快的感覺，在我做軟管減肥開始後第一週就出現了。

雖然因個人狀況及運動量的不同，此時期會出現變化，但只要開始，快則一～二週、慢則一個月，身心便會感到舒暢。

玩味到與不需運動、猶如苦行僧般減肥法所享受不到的愉快、輕爽感，才是軟管減肥的最大效果。

富家醫師的忠告

以高橋先生真實體驗為基礎所敘述的效用，具有很重要的含義。

軟管運動能適度刺激平常不太使用的肌肉，提高身體組織的代謝機能，促進身體血液循環。這些作用對減輕肩痛、頭痛很有效。

因為肩痛、頭痛的原因，十之八九是由於運動不足，血液無法充分供給末梢血管而引起。

另外，藉著軟管運動促進血液循環，會使腸管，尤其是大腸蠕動活潑。大腸蠕動活潑，當然排便暢通，可以消除便秘。

肩痛、肩硬、頭痛、便秘或身體慵懶、沈重等症狀，稱為「不定愁訴」，往往從西方醫學的立場看是「無異常」，也就是即使健康檢查、求醫問診，也找不出成為病因的特定因子。

如前所述，這種不定愁訴的原因，大部分是由於血液循環不良所致。因此，軟管運動可透過使心臟的唧筒作用活性化的效果，治癒這種不定愁訴。

高橋先生表現出來的「愉快、輕爽感」，根本就是這種效果。身體舒暢後，給予適度的疲勞，當然就會有個甜美的睡眠。

此外，「身體各部位感覺舒暢」，就是肌肉恢復應有姿態的佐證。

以軟管運動為重量訓練的要素效果鍛鍊肌肉，不單是調整體型（女性的場合是創造曲線美）而已，還有緩和因運動不足而產生各種症狀的效果。

例如腰痛，腰痛是運動不足造成腹肌與背肌的平衡失調，也可以說是腰骨（腰椎）在沒有肌肉支撐的狀況下，必須支持體重所發出的悲鳴。尤其在日常生活沒有使用腹肌運動的現在，許多人為腰痛所苦。

軟管運動充分包含腹肌與背肌鍛鍊運動。

只要持續進行此運動，不僅下腹部、背部多餘的皮下脂肪會消除，還可期待透過強化腹肌與背肌，達到減輕（或預防）腰痛的效果。

「美麗瘦身」最適當的方法

從狹義的減肥面而言，軟管減肥的效果如前面介紹的一般。軟管減肥除了「健康減重」以外，對女性而言還有「美麗瘦身」的重要效果。我們將在第四章依目的別（想調整曲線的部位）介紹各種軟管減肥運動。有關於腳、胸、臀部、下腹部等女性所關心的部分，其運動內容及效果，將在第四章隨圖解說。此處以比較不會注意到的手臂為例，說明軟管減肥的效用。

首先檢查皮下脂肪，請將右手側舉至與肩同高。手掌向正面。以左手輕摸右手臂（腋窩附近），是不是厚厚的？

這些鬆弛厚厚的部分都是皮下脂肪。本來此部分應該有稱為肱三頭肌的肌肉……，但由於皮下脂肪堆積，使肌肉衰退。從某方面而言，這也是沒辦法的事，因為日常生活不會使用到此肌肉。

像這種因為平常不用而衰退的肌肉不少。富家醫師「忠告」中所提及的腹肌也是一例。

不使用的肌肉會慢慢衰弱、萎縮，導致周圍堆積皮下脂肪（腹肌的場合是下腹部肥厚）。這對現代人而言，也是一種宿命。

肱三頭肌是在按壓東西時使用的肌肉，此部位鬆弛肥厚，夏天穿無袖衣服便缺乏自信。軟管減肥是藉由「按壓」的運動，鍛鍊肱三頭肌，使曲線緊縮。

在此，當成「對手」的橡膠軟管，實際上相當重要。藉由橡膠的伸縮性產生的抵抗力，給肌肉產生適度刺激，而且藉由抵抗力逐漸增強（一開始拉為弱，拉長則強）的性質，可自由調整張力。

此效果在使腳纖細的運動上也同樣可以發揮。例如藉由持續的「腳部按壓」，可使充滿皮下脂肪的腳像羚羊般伸展。

只要持續一段時間，肌肉便會取代皮下脂肪，展現出適度的結實感。百聞不如一次親身體驗，請各位朋友立刻試試看。

一開始不要太拘泥於體重減了多少

一開始進行軟管運動，因人而異，有些人會覺得「體重沒什麼減少」。別擔心，多餘的脂肪的確減少了。體重減少不明顯，但肌肉卻得到伸展，對全身緊縮有效的肌肉也逐漸發達中。

先前提到，（體脂肪減量部分）－（肌肉增量部分）＝（體重實減量值）」。所以請大家不要太在意體重計的指針。

不過，如果是「非常胖」的人，在一開始進行軟管減肥時就會出現減重效果。只是這時候絕對不可急躁。獲得有用的肌肉，在一個月內減重三公斤的情況下，不論對健康或美容而言都非常好。

「一個月瘦十公斤！」請拋棄這種操之過急的減肥方式。如果一個月減輕五公斤以上，恐怕就要調整運動量，想想是不是「做過頭了」。

絕對不要勉強，持續不懈——這是達到軟管減肥效果的最高秘訣。

第三章 減肥的策略

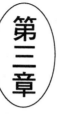

從「體脂肪率」看肥胖度

本章以高橋先生寶貴的建言及體驗為基礎，從運動醫學分野上提出我（富家）的意見，以「健康美麗瘦身」為主題陳述。

＊　＊

「注意飲食還是瘦不下來。」

「只吃一點點，但馬上就胖起來了。」

時常聽到女性發出這種「怨言」。她們是小腹突起的女性嗎？不是（也許利用衣服效果將「腹部」蓋住了……）。

那麼，根據什麼說「肥胖」呢？

時常被提到的是身高與體重的關係。（身高－一〇〇）×〇・九的±一〇％為標準體重，實際體重超過此數值即為「肥胖」。

但體重當中包含水分、脂肪、肌肉、骨骼，所以體脂肪少的肌肉體質者，如果

●依照體脂肪率的肥胖區分法

性別	普　通	注意區	輕度肥胖	中度肥胖	高度肥胖
成人男性	15～20%	20～25%	25～30%	30～35%	35%～
成人女性	20～25%	25～30%	30～35%	35～40%	40%～

（取自東京慈惠醫科大學調查成績）

身高矮，不管是否臃腫，都會給人「肥胖」的印象。

換言之，「標準體重」思考法，是無視體重構成要素的肥胖度檢查法。

那麼，有更合理的檢查方法嗎？有。

就是「體脂肪率」思考法。簡單而言，就是體重中所占體脂肪（把它想成是皮下脂肪也可以）的比率。

從體脂肪率看的適正值與肥胖值如上表所示。

體脂肪率三〇%以上就立刻進行軟管減肥

體脂肪率現在可用微小高周波等體脂肪計簡單測定出

來。

健康中心、運動世界、企業健診室等，都有設置簡易型體脂肪計，請你自己量一量。

每天訓練的運動選手，一般而言體脂肪率比普通人低（通常二〇％以下）。往往被看成是「胖子」的相撲力士也一樣。據我的記憶，千代的富士關為十七％左右、「超胖子」的小錦關也在四〇％左右。

我認為小錦關的體脂肪大部分是皮下脂肪，幾乎沒有最近被視為循環器官疾病（動脈硬化或心肌梗塞等）元兇的內臟脂肪，因為他一直持續運動。

只不過小錦關的場合，從必須支撐二三〇公斤體重的足腰負擔，及運送大量血液的心臟負擔而言，必定稱不上是健康體格。

雖然不是要各位與小錦關比較，但女性的場合，此體脂肪率超過三〇％，仍被列在胖子之列。

如果妳的體脂肪率超過三〇％，建議妳立刻進行軟管減肥。

為了美容當然很重要，而讓自己擁有自信的體態、健康的身體——才是最大目的。

不可因體脂肪率低就安心

那麼，體脂肪率在三〇%以下就可安心了嗎？

沒有適當運動，體脂肪率卻處於低位區，是因為妳還年輕，有充滿活力的肢體。

當然，大概也有遺傳的體質要素。「怎麼吃也不胖」的幸福女性，應該要感謝遺傳自雙親基礎代謝高的體質（吸收的熱量消費效率高）。

然而，年輕、遺傳體質，都無法永遠支撐妳的體型。

一般而言，女性擁有『像女性』的體型，是從青春期至二十二歲左右。這種自然的體型——有張力的臀部、胸部、緊縮的腰部等，即使妳不刻意追求，也會維持至二十五歲前後。

問題是二十五歲以後。過了二十五歲，即使持續適當運動，也會隨著年齡增加而使體脂肪增加、肌肉衰退。有彈性的體型逐漸崩壞。

維持乳房美麗的彈性

例如在胸大肌中使乳房堅挺的恥骨—韌帶，年輕時如果不鍛鍊，乳房便會逐漸下垂。這種恥骨—韌帶最麻煩的是，一旦伸展後就無法恢復原狀了。

日本和歌中，有一首「垂乳根」（下垂的乳房）的和歌，年輕時充滿彈力的乳房，在結婚生子後就成為「垂乳根」，最主要是恥骨—韌帶鬆弛了。未婚女性的可能性也相同。

型佳的乳房，不僅胸大肌，連斜方肌、背闊肌也強力支撐。

因為，為了使乳房不變型，必須進行胸大肌的鍛鍊，而簡單的方法就是軟管減肥。

軟管減肥中的胸部運動，是以發達乳房下的胸大肌為主。在醫學上來說，使乳房變大是不可能的事，但胸大肌發達可以使胸部堅挺。在此附帶一提，使乳房增大的方法，只有注入矽的豐胸手術之物理手段（除此之外的「豐胸法」，從醫學的立場來看，都只不過是魚目混珠的手法而已）。

如果沒有特別的理由，藉由軟管運動刺激胸部肌肉，使胸部堅挺，是比手術健康的方法。

皮下脂肪具有重要的「預備力」

「一說到脂肪，大家立刻會聯想到「肥胖」、「膽固醇」、「成人病（循環器官之類）」」，因此脂肪往往被視為「壞人」。

但脂肪之所以成為壞人，是因為體內積存太多的關係。脂肪與蛋白質、碳水化合物並稱為「三大營養素」，而且一公克相當於九卡熱量，為碳水化合物、蛋白質二倍的貴重能量來源。

有人一想到減肥就想到「脂肪是壞人，越少越好」（非醫生所著的「減肥書」中，也經常如此記載），這根本是錯誤的。

人可以在一段期間不吃飯，但為了生存，體內必須有「預備力」，此預備力就

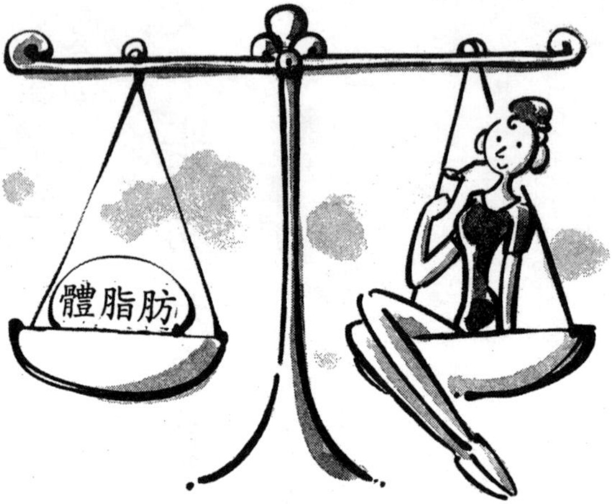

是脂肪。

只需要碳水化合物及蛋白質一半的量，就可以發揮相同程度的能源，因此體內再也沒有比脂肪更有效率的預備力了。

尤其女性，為了保護具有播種使命的母體，皮下脂肪當然比男性多。而此皮下脂肪也創造了女性優美柔和的曲線。

皮下脂肪（廣義而言為體脂肪）極端低落，女性方面會產生荷爾蒙失調、月經混亂、厭食症等各種障礙。其限度為體脂肪率十二％（以下）。換言之，體脂肪率在十二％以下對女性而言是危險信號。

此外，最近研究發現，預備力的減退同時也會誘發免疫系統的障礙。換言之，皮下脂肪過度低落，預備力衰退，則對於外界入侵體內的「異物」抵抗力也弱，容易罹患癌症等疾病。

因此，最重要的是保持體脂肪「平衡」。

如高橋先生所述，一個月減輕十公斤這種輕率的減肥，不但體重會立即恢復，還會招致身體失調等各種健康障礙。

積蓄必要以上的體脂肪不太好，反之，減少必要體脂肪，或急速減量也不好。

體脂肪率在二〇％左右的情況下（亦即並非一看就是胖子體型的人），藉著適度運動鍛鍊肌肉，慢慢地減少體脂肪，才是創造「健康瘦身」的訣竅。

當然，對於三〇％以上的人而言，持續進行適度運動很重要。

像這種在家也可輕鬆持續的體脂肪減量法，就是我所推薦的軟管減肥。

肥胖是飲食過剩的儲蓄狀態

在此簡單介紹「肥胖」的基本規律。

一言以蔽之，肥胖最大的要因就是「吃太多」了。藉由飲食攝取的熱量比消費熱量多，多出來的熱量便像「零錢」一樣儲蓄在體內。

脂肪在腸內被分解吸收，如果不經由運動使脂肪轉換為熱能源，就會立刻在體內合成為脂肪，成為體脂肪積存體內，此外，澱粉、醣等不含油分的食物，也會促進具有合成脂肪作用之荷爾蒙胰島素的分泌，協助脂肪積蓄在體內。

如前所述，這種被積蓄的體脂肪如果超過限量度，就稱為肥胖。因此，消除肥胖的方法有二，亦即「抑制進入量」、「促進排出量」。此二者同時實行，就可以創造「健康瘦身」。

減肥的基本原則就是如此。

但世上的「減肥」法中，無視此身體新陳代謝基本（運動）者何其多啊！

接下來介紹的減肥法，除了期待心理效果之外，根本毫無醫學上的根據。

不要嘗試這類方法無效後，就認為「減肥失敗」。因為那根本就不是減肥方法。

減少身體水分不是減肥

一種是所謂的「減肥香皂」。再也沒有比這更愚弄人的減肥法了。稱此香皂有效的人，都是每天站在浴室洗澡二十分鐘以上，或併用食物療法的人。當然，有效的是洗澡這種運動及食物療法。

類似「減肥香皂」的還有「瘦身霜」。聲稱從皮膚對脂肪細胞作用，除去多餘的水分及老舊廢物。即使有這種效用，但我保證當妳喝水後又恢復原狀了。

在減少水分方面，蒸氣浴也一樣。的確，蒸氣浴使體溫升高，有促進血液循環的效果。此外，藉由發汗作用，也可玩味到運動後的爽快感。

但正確而言，蒸氣浴並不可稱為是有效的「減肥」法。從三溫暖中出來，量體重確實減輕，但減少的不是體脂肪，而是水分。當妳口渴喝下飲料、啤酒後，體重馬上恢復原狀。

打著與三溫暖相同效果的「減肥衣服」等，原理是藉著促進發汗使體重（事實上是水分）暫時減少。穿上這種衣服泡在澡盆裏，身心完全放鬆，倒是可以促進血液循環，也可消除疲勞。

減肥中所謂的「減輕體重」，指的是使脂肪細胞減少，而不是只有除去水分。體內水分比體重減少二%，會使身體運動機能開始低落。減少一〇%以上為病態，減少十五%上則會造成死亡。白天被放在轎車的嬰幼兒死亡（中暑），可說是典型的例子。

以前人說運動中不要飲水，但現在運動醫學則獎勵補充水分。馬拉松沿路設有供水站，就是此道理。

由此可知，光是減少體內水分的減重方法，絕非減肥法。

不要被暫時的效果迷惑了

我不是不了解女性想「輕鬆減肥」的心理，但這種打動女人心的商品，我和高橋一樣不敢苟同。

例如以此螺旋型膠帶為代表，聲稱「只要捲在身上就會瘦」的「減肥法」。纏繞在腰際，只不過顯現出（腰部造型）而已。

利用此種方法發汗，則如右列所述，補充水分後立即恢復原狀。一般大眾往往不知其詳細「原理」。此外，就緊縮效果而言（看起來瘦），與束褲差不多，稱不上是減肥。

身為醫生的我所擔心的，是在身體上纏繞多餘物品，會引起此部分退化性萎縮。所謂退化性萎縮，就是長期間纏繞綳帶，使某部分無法動彈，結果造成肌肉變細的現象。

如果「只是纏繞而瘦身」的方法，目的是求這種退化性萎縮，那就是病態效果了。

我們在本書中所提倡的，完全是屬於「健康美麗瘦身」。

一再強調，正確減肥一定要以先前所述之原理原則（運動）為基礎。亦即抑制進入量（不過度飲食、均衡飲食等）、促進排出量（持續適度運動）——只有這樣才能相得益彰。

除此之外的方法，即使乍看之下有效果，也絕非減肥良方。因為這些方法絕對不燃燒體脂肪。

單憑飲食限制無法創造「健康美」

那麼，「抑制進入量」，只藉著限制飲食的減肥法如何？

只限制飲食量，並不能期待「排出量」，所以限制程度相當嚴格。換言之，必須控制一天攝取之熱量上限，這樣也不行、那樣也不行，非得日復一日忍受食慾及美食慾。

說得坦白些，總有一天會失敗。減肥失敗的原因，大部分是由於這種過度忍耐生活而引起。而且，缺乏適度運動的飲食限制，正如高橋先生之前提過的，會使肝、心肌肉作用降低。如此一來，即減肥成功，也變成缺乏活力的身體。

減肥務必考慮運動要素。千萬別相信「不用運動就可減肥」的廣告。

加上適度的運動後，飲食方面就不用限制得那麼嚴格了。大體而言，請注意以

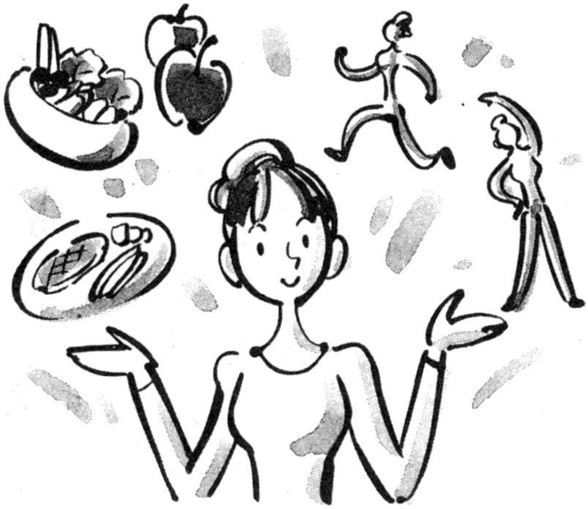

下各事項。

「不過度飲食」、「均衡攝取三大營養素及維他命類」、「避免零食、點心、宵夜」、「極力減少攝取脂肪、糖分多的食物」。此處所述為食物療法的減肥基本。讀者應該一看就懂，不再逐一解說。

只不過，我並不建議各位為了「不過度飲食」，而計算熱量後飲食。因為過分在意熱量，往往是造成緊張的原因。

「不過度飲食」，最好遵守「八分飽」。另外，除了胃之外，也讓頭腦產生滿腹感（血糖值濃度上升），養成充分咀嚼食物的習慣很重要。

一定要讓妳的身體記住這二件事。

不為人知的慢跑恐怖部分

已經說過「減肥必須運動要素」，那為，哪一種運動最適切呢？

說到運動，許多人會聯想到——慢跑。從燃燒體脂肪的意義而言，慢跑的確是很不錯的運動，持續進行能夠提高持久力。

但我建議慢跑的對象，是以往有某種運動經驗，也就是足腰有力的人。因為慢跑是會對足部、腰部造成負擔的運動。

藉著慢跑運動身體很好，但因此使腳脖子、膝蓋、關節、腰等疼痛就毫無意義了。

因此，對於無運動經驗者、女性、中老年男性，我反而建議他們騎自行車。不但對心臟負擔輕，而且支管架可支撐體重，可減輕足腰的負擔。

有時可以看見一些皺著眉頭拚命跑的人，如果妳以為「非得如此努力才有效果」的話，那就錯了。

不只慢跑，任何運動都不能勉強，否則只會引起障礙，嚴重者導致心律不整。尤其是肥胖者更要注意。因為不管體重如何增加，心臟還是一樣，如果激列運動或勉強運動，會造成心臟唧筒作用過度負擔，結果使機能降低。

以減肥為目的的運動，不可能到這種地步，總而言之，勉強是禁物。而且千萬不要認為「虐待身體可以使減肥效果提早出現」，因為減肥之所以在中途遭遇挫折，往往是因為這種錯誤方法。

我建議軟管減肥的理由

請邊想上述事項，再回到前項最初列舉的問題。減肥運動以什麼最適切？尤其是以「女性」為前提，思考以下條件：

①在家或辦公室可簡單進行。
②對肌力、持久力缺乏自信的人也可輕易開始。
③運動量或負荷抵抗調整容易。

④方法不勉強，能持續實行。
⑤可期待局部效果。
⑥使用用具不必擔心自己受傷。

考慮到以上事項，我建議軟管運動。

從運動醫學立場來看，除了高橋先生在第一章、第二章所敘述的效用之外，軟管運動還可期待其他各種意想不到的效果。

首先，軟管運動刺激肌肉，促進肌肉發達，而肌肉的增加也可促進多餘脂肪的消耗。因為肌肉是人體中最大能源消耗工廠。

一天只要十五分鐘的軟管減肥體操，比起慢跑等持久運動，其消耗的熱量的確較少。依運動種類而異，十五分鐘軟管體操消耗的熱量約一五〇卡(kcal)，而這也相當於有氧舞蹈持續三十分鐘以上所消耗的熱量。

嚴格說來，「使體脂肪燃燒」一點，十五分鐘左右的運動並不夠。但軟管體操卻有加倍效用。因為藉由持續運動所增加的肌肉，在日常生活中，具有逐漸燃燒脂肪的效果。

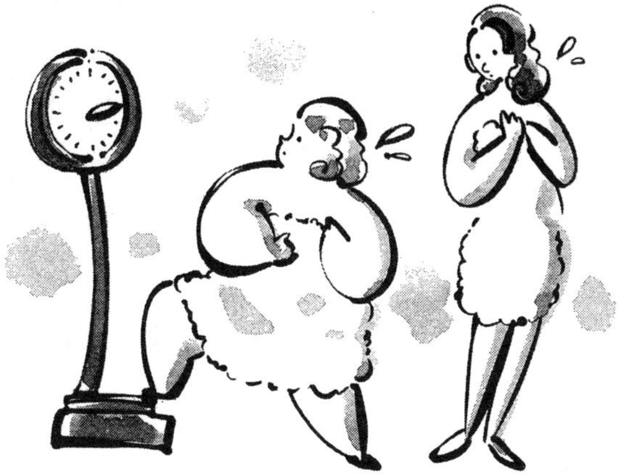

總而言之，軟管體操不僅能促進皮下脂肪燃燒，還會使妳擁有基礎代謝（安靜時的能量消耗）活潑的體質。也就是即使在睡眠中的體脂肪消耗率也高。

運動是使身體動、流汗，但軟管運動之後會感覺非常輕鬆，因為肌肉「任意」燃燒體脂肪之故。

另外，軟管減肥所實行的運動，與重量訓練一樣，是直接對骨頭造成負擔的運動。此運動最大優點是促進骨頭的鈣質吸收，使妳的骨頭粗密。

「骨骼粗多難看啊！」請別弄錯了，因為不是像牛骨那種粗。

骨質粗密能預防中年以上女性所煩惱的

「骨質疏鬆症」（容易骨折的疾病）。

如上所述，軟管減肥除了「健康美麗瘦身」之外，還有其他各種效用。而且運動不但能提高肌力，還加入提高心肺機能（具備耐力、持久力）的有氧運動（參照一六一頁「一到二十」。

接下來的就只是實踐了。請務必與軟管減肥體操永遠結合，創造美麗健康的身體。

第四章

實踐！各種軟管減肥

開始運動前

軟管減肥的好處

終於到了實踐篇。在解說個別運動之前，再一次將前述事項彙整一番。

軟管減肥是藉著運動使多餘的皮下脂肪燃燒，同時發達以健康美的基礎肌肉為目的。

但雖說是使肌肉發達，卻不是訓練出像健美選手般突起的肌肉。

反之，每天十五至二十分鐘的運動不斷持續（或者更激烈的運動），由於女性荷爾蒙的關係，絕對不會變成男性般的體型，請安心運動。

此外，肌肉的發達，不只是創造有彈性、緊縮的肌肉，還能促進安靜時（包含睡眠時）的體脂肪消耗。在肌肉強化之後，還有預防將來體型崩潰的效果。

再者，由於全身血液循環順暢，支撐骨頭的肌肉強化，因此能治療及預防肩痛、腰痛。

在精神方面，運動後的爽快感是無可取代的。從另一個角度而言，運動使妳對自己的姿態產生信心，於是對任何事均積極進取。

像這種軟管減肥，對妳的「健康與美」真是一石二鳥，不，應該是四鳥、五鳥的好方法。

但在運動之前，有幾項應該知道的基本重點，請閱讀後再開始運動。

希望妳記住這些事

●軟管的握法

基本上不要讓軟管在運動中途離開手，也不要使軟管摩擦弄痛手。

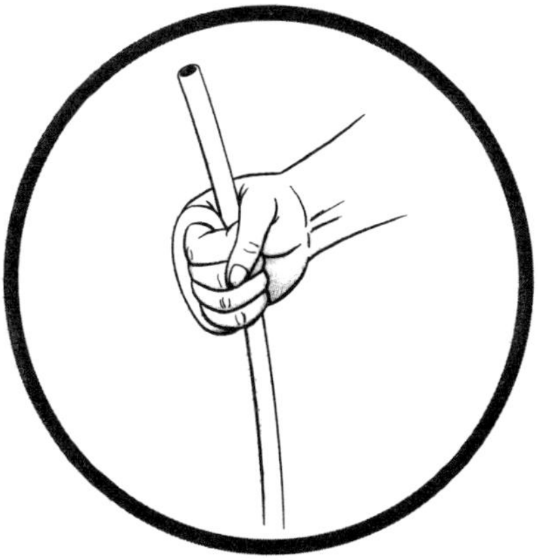

基本握法

男性的話沒什麼問題，但握力弱的女性，建議採用手掌繞軟管一圈的握法（參照圖解）。

這稱為「基本握法」。

遇到有必要基本握法之外的握法時，隨時補充。

此外，手感覺疼痛時，可用小毛巾纏住，或戴軍用手套後再握軟管。

再者，腳踏軟管等不動支點稱為「（軟管）不動支點」，手握等移動支點稱為「（軟管）可動支點」。

●次數與組數

一次運動是指從預備姿勢至開始運動，再回到原來姿勢的一連串動作（運動）。

各運動的解說部分，「一次運動」的圖解以①→②→③→②→①」表示。這種一次運動繼續數次就稱為一組。

換句話說，運動的強弱以次數及組數而決定。本書以創造女性健康美為目的，因此為標準次數、組數。

不過標準歸標準，如果感覺標準次數（組數）有點吃力，可依自己體力調節。請配合體力（筋力），往標準數努力。

反之，感覺標準次數（組數）不夠的人，增加次數亦可，但切莫期待即效性而勉強運動。

單手進行的運動，另一手也進行相同動作（運動）數一次。左、右、左、右交互進行的場合，以「左右交互」表示。左手做完規定次數後移至右手的場合，以「左右順序」表示。記載於「一次運動」欄。

此外，解說部分記載從左右特定手開始，事實上從任何一手開始均可。

●靠牆壁掛鉤運動

軟管減肥的運動規則，是在離開身體處做不動支點，因此也可以將軟管纏繞在柱子上，或掛在牆壁掛鉤上進行。雖然是具有效果的方法，但本書不介紹。

因為擔心在家中運動時，掛鉤從牆壁掉落而產生危險。

也許同類書有介紹利用牆壁掛鉤的方法。

但這在家中進行非常危險，請避免。

記住「不要勉強慢慢來」

前面也提到過，不要勉強增加每天進行軟管運動的次數、組數。

感覺軟管抵抗強（手腳不易上舉）的時候，將抵抗力調輕（將不動支點與可動支點間的軟管放長）即可。簡單改變抵抗強度正是軟管減肥的優點。

與其短期集中運動，不如在保有餘力的狀態下，輕鬆地繼續進行比較有效。

當身體不適時，乾脆停止運動。

因為身體感覺不舒服、發燒時，正是「希望不要再對心臟增加負擔」的訊號。

當然，飲酒後不管身體感到多麼亢奮（身體感覺輕鬆），也不要運動。

絕對不要勉強，一次做一點，輕鬆地持續下去——這是軟管減肥最重要的規定。

同時也是使軟管減肥在創造健康美方面，最能發揮效果的條件。

增加減肥效果

接著敘述基本注意事項。為了使軟管減肥更有效，請遵守以下事項：

①飯後三十分鐘避免運動。

②運動前請做暖身運動。

充分活動各關節，充分伸展各肌肉。藉此暖身運動稍微使心跳數加快很重要。七十一頁有暖身運動示範，請參考。

③運動時間依初學者、熟練者、體力差等而異。女性以十五～二十分鐘為恰當。

④運動後使鍛鍊的肌肉休息非常重要，所以最好每隔一天改變鍛鍊部分。

⑤運動時的呼吸法表示於解說的「呼吸」欄。尤其蹲姿及臂屈伸等大運動，請依「照呼吸」欄的指示正確進行。而手關節彎曲等小運動，就未必非得如此不可，可自由呼吸。

⑥運動之後請進行整理運動。整理運動的方法與暖身運動的場合相同。而且請

盡早沐浴清洗汗液，注意身體保溫。

⑦將各運動的效果記在腦海中，邊想著「現在做這個運動消除這部分脂肪、鍛鍊這部分肌肉」，邊做運動，效果更佳。

⑧進行下一組或下一項運動前的暫時休息時間，請在一分鐘之內。這期間不要使心跳數下降，輕輕踏腳是好方法。

了解各肌肉的位置及名稱

各運動解說中的「效果」欄，會出現「三角肌」、「肱二頭肌」等名詞，請不要想得太困難。

總之，就是實行此項運動後，會使「效果」欄中所表示的肌肉發達、有彈性。同時，還能使肌肉周圍多餘的皮下脂肪消除。結果不但曲線柔美，連肌膚也變得光滑有彈性。

肌肉名稱及部位，請參照圖解。

●肌肉的名稱及部位(前)

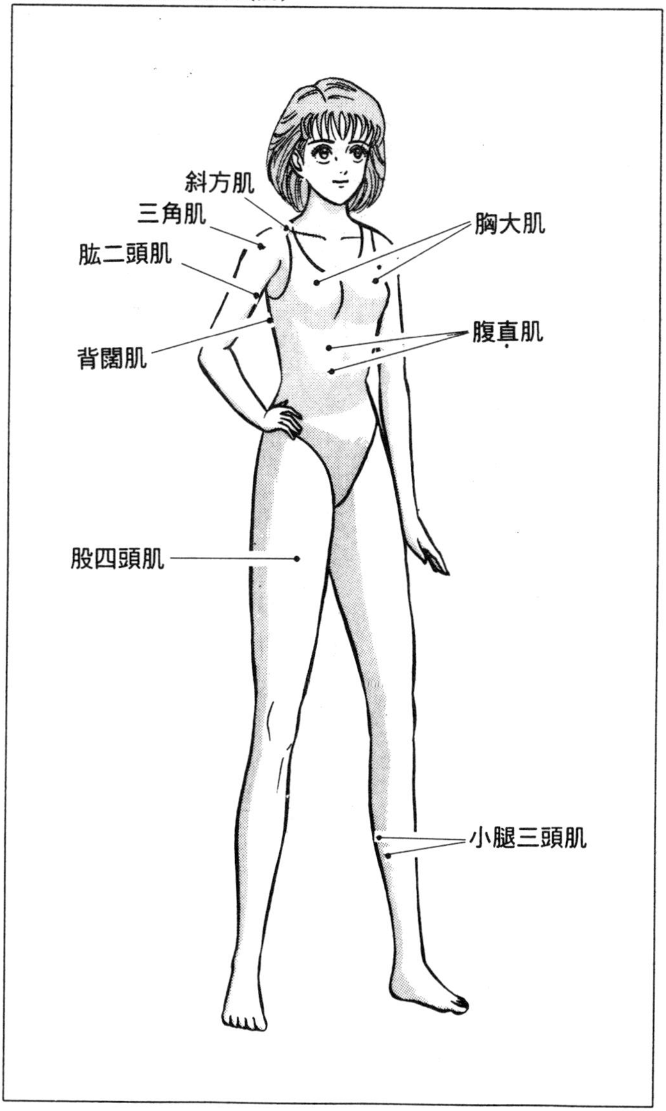
斜方肌
三角肌
肱二頭肌
背闊肌
胸大肌
腹直肌
股四頭肌
小腿三頭肌

●肌肉的名稱及部位(後)

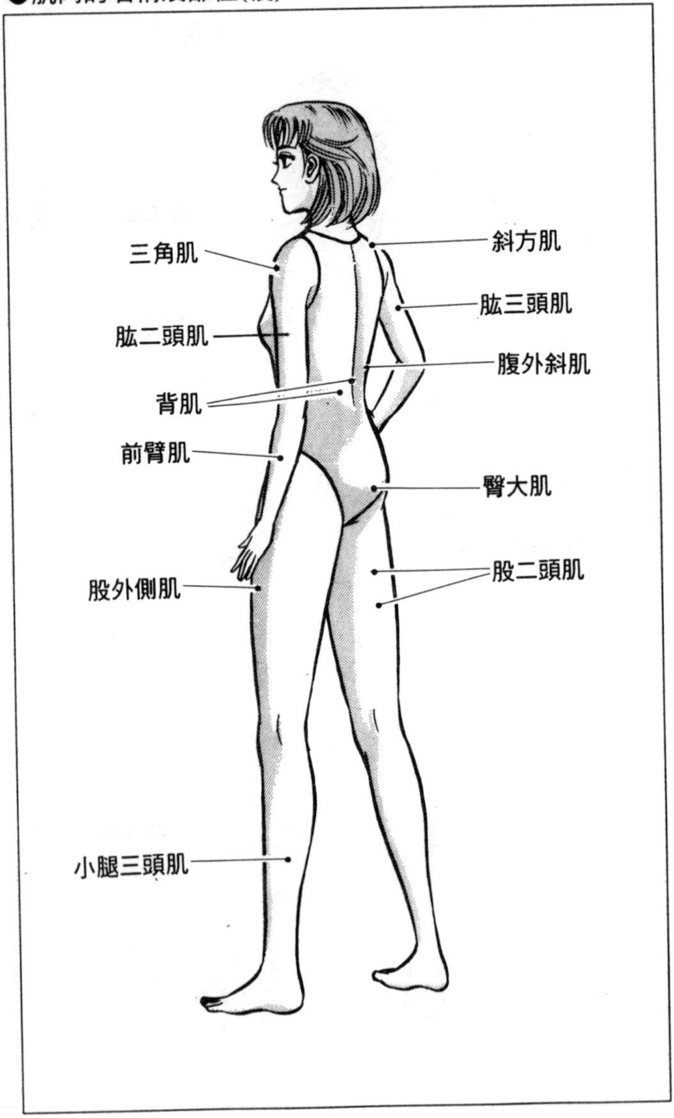

目的別之軟管減肥菜單

來吧！開始運動了！

終於要運動了。

在此將消除皮下脂肪、鍛鍊緊縮肌肉的部分分為肩、胸、背、腰、腹、手、腳、脖子、臀部等九處。妳可以集中減肥效果於平常在意的部分（或最想使人看起來「健康美麗」的重點）。

「健康美」仍是全身均衡。

為了同時達成「健康與美」，希望妳注重全身軟管減肥效果。

當然，妳可以在「注意部位」、「曲線重點」集中效果。

在這種場合，請將一組的次數慢慢增加，或加強軟管抵抗（一點一點），在提高這些部位的減肥效果上下工夫。

首先從軟身運動開始

運動之前，為了使身體肌肉解開，請進行如下暖身運動。輕輕做三～五分鐘即可。運動後也請進行相同的動作，此時有整理的效果。

暖身運動及整理運動

所有的伸展運動，並非在反彈的瞬間反覆進行，而是配合身體的軟度，慢慢地伸展筋肌。當感到充分伸展時，便靜止十秒鐘以上，以促進血液循環（不要摒氣，吐氣比較舒服）。

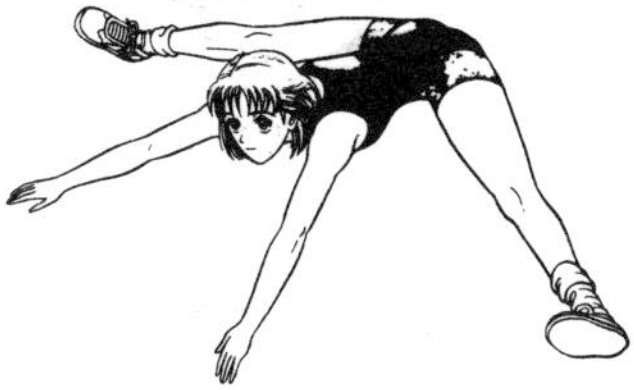

股關節的伸展 在上身抬起的姿勢下，腿充分張開，稍微前屈。注意臀部不要離開地面。

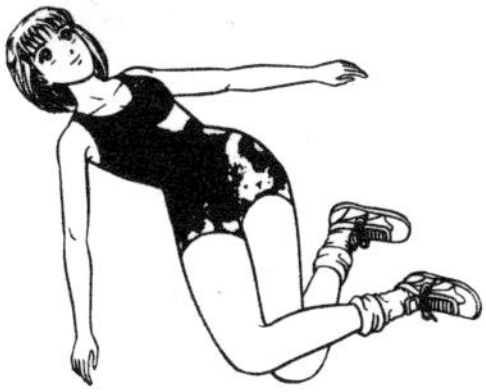

腋腹及大腿外側的伸展 手往頭上伸，左右交互進行。

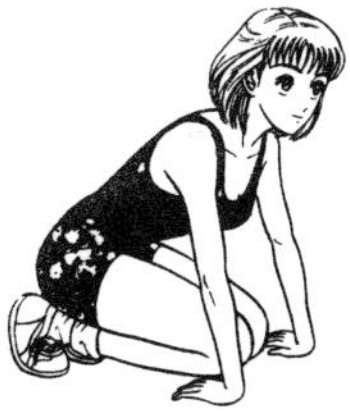

手肘及前手臂的伸展 貼在地面的肘與手臂越離越遠，用力伸展

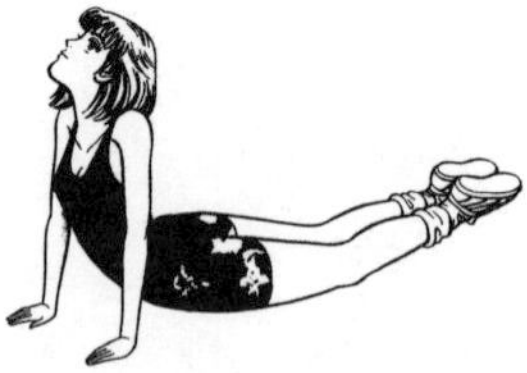

胸大肌與腹肌的伸展　大腿、腹部貼在地面，視線向天花板。

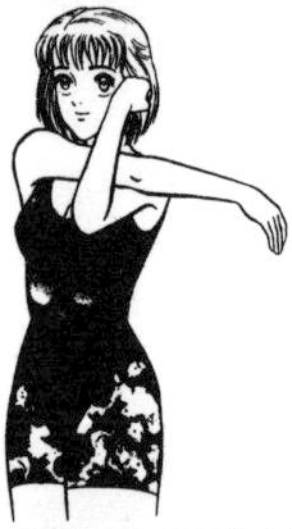

肩部伸展　用另一手的手肘內側壓住一手的手肘上部，上手臂伸至喉嚨處。頸部也慢慢繞大圈，此時手肘保持伸展。

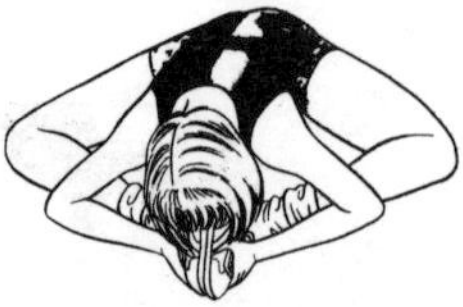

背部伸展　雙腳掌內側閉合，左右膝蓋向外側貼在地面，背部呈圓形前屈，臉靠住腳趾（身體較硬者不要急，慢慢來）。

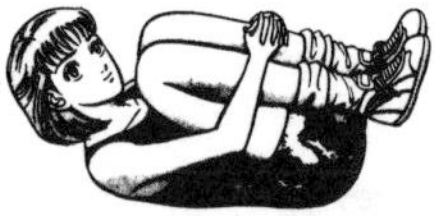

臀部及腰部伸展　兩手抱住膝蓋下部，往胸部壓入。

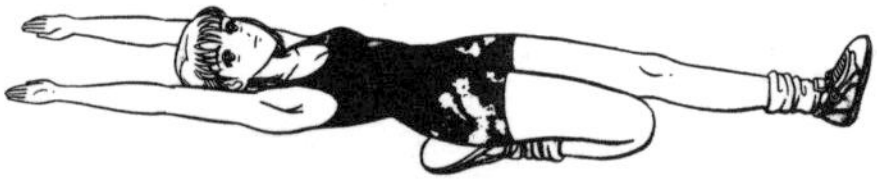

股四頭肌及腹肌伸展　從單手肘彎曲的狀態，上身往後方倒，使肌肉充分伸展。也可兩手肘彎曲進行，但此時肘間距離小較有效果。

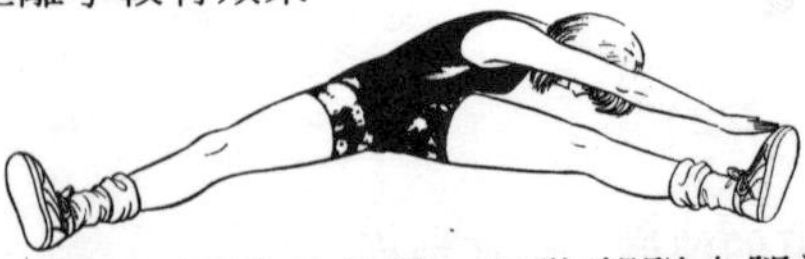

背闊肌與股二頭肌的伸展　以胸部碰大腿為目標，注意膝蓋不要彎曲。

肩

★創造流線型的肩線

對於使手臂部分的三角肌與其周圍肌肉發達有效。緊縮優美的肩線，當妳穿上無袖上衣時，必定露出自信的光彩。

此外，反覆進行這些運動，可促進血液循環，也有期待消除肩膀僵硬的效果。

預備站立及緊握

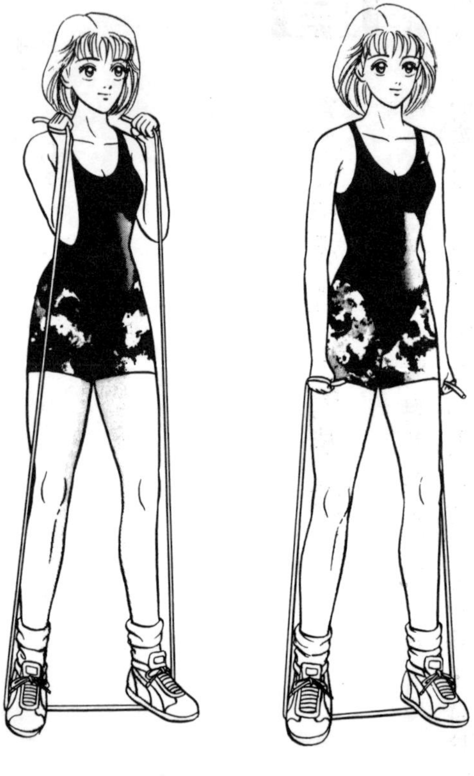

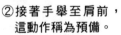

②接著手舉至肩前，這動作稱為預備。

①以基本握法握住軟管，背部伸直站立。此時雙腳踏住軟管，雙腳打開與肩同寬。

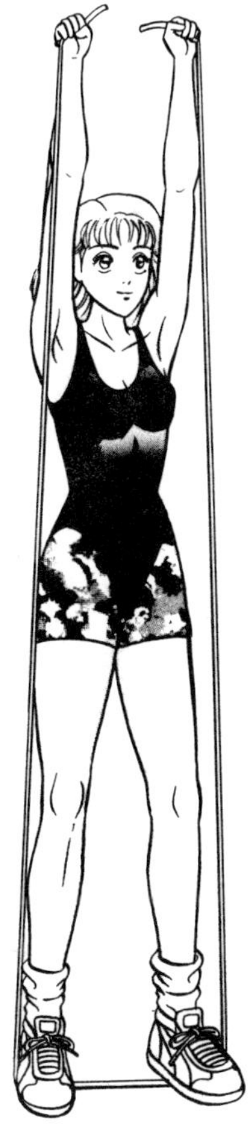

③從這裡伸展至頭上，手完全伸直後降至肩部，恢復原來姿勢。

【一次運動】：①→②→③→②→①

【呼吸】：預備時吸氣，往上伸展時吐氣。從頭上降至肩部時吸氣，從肩部恢復原來姿勢時吐氣。

【次數、組數】：首先以六～八次為一組，進行二組。輕鬆達成之後，稍微增加抵抗（縮短不動支點與可動支點的距離）更有效。

【注意點】：手伸往頭上時，身體反轉腹部突出會使腰部疼痛，請保持直立姿勢。一開始最好從輕微抵抗做起，讓身體慢慢習慣。

【效果】：三角肌全體。

單手緊握

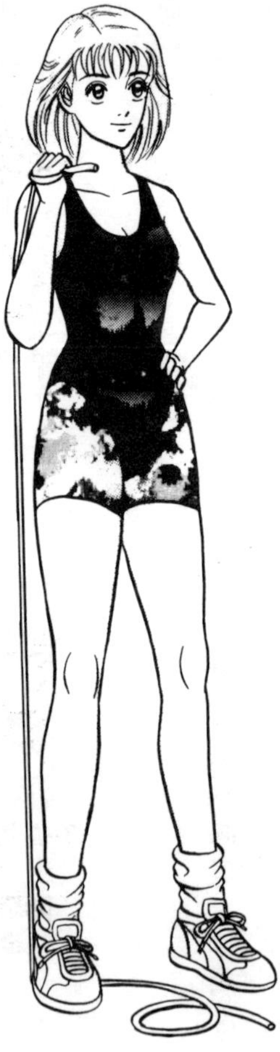

①單腳踩軟管，單手握住軟管另一端（基本握法），手肘彎曲，停止於腰部、直立。這時候另一手請靠在腰部。

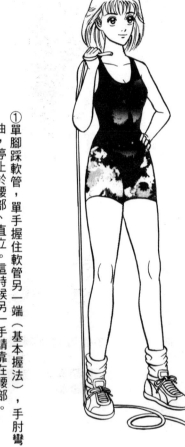

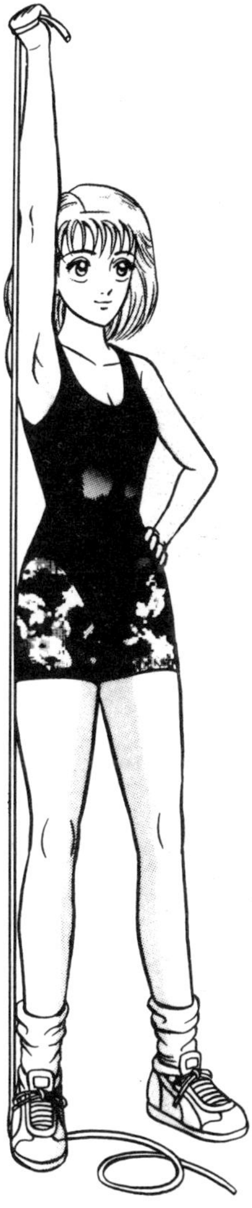

②從此姿勢往頭上拉。反覆進行此動作。

【一次運動】：①→②→①（左右順序）。

【呼吸】：握軟管的手在肩部靜止的姿勢時深深吸氣，然後邊往上拉邊吐氣。

接著邊吸邊放下。

【次數、組數】：左右各六~八次為一組，請進行二組。

【注意點】：②→①慢慢放下手，肩部承受軟管抵抗。

【效果】：三角肌上部。

向前拉高

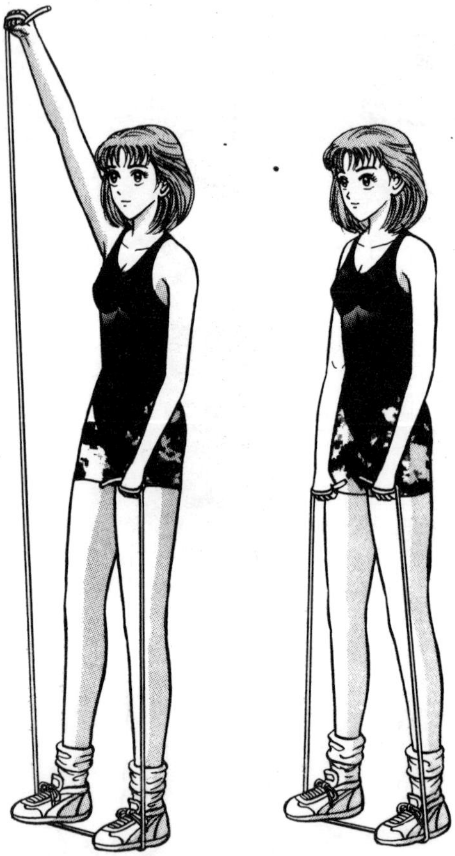

②左手肘不要彎曲伸展至頭上。

①雙腳張開與肩同寬踩住軟管，手放下，指甲向外側握住軟管一端。

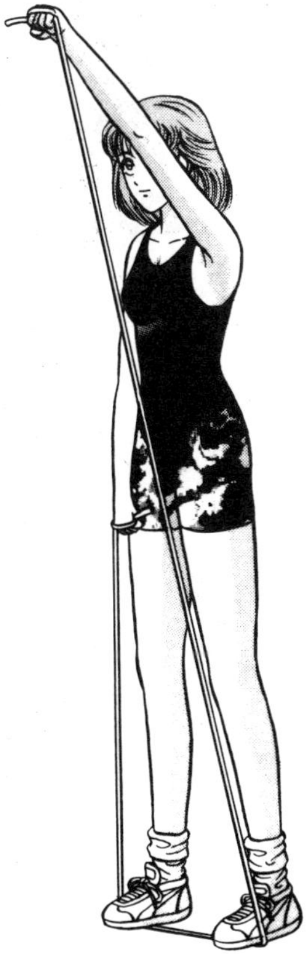

③左手邊放下，右手邊抬起。此時左右手在胸前交錯。

【一次運動】：①→②→③→②（左右交互）。

【呼吸】：單手上舉時吸氣，另一手上舉時吐氣。呼吸大且勻整。

【次數、組數】：單側六～七次，左右反覆十二～十四次，進行二組。

【注意點】：手上舉時，請注意上身不要向後彎。手下降時特別意識到負荷。手肘完全伸直不要彎曲。

【效果】：三角肌前側。

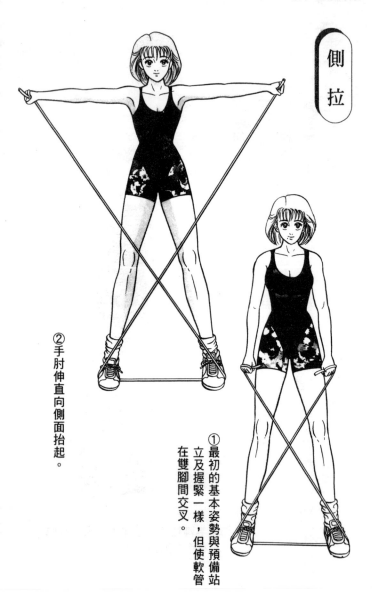

側拉

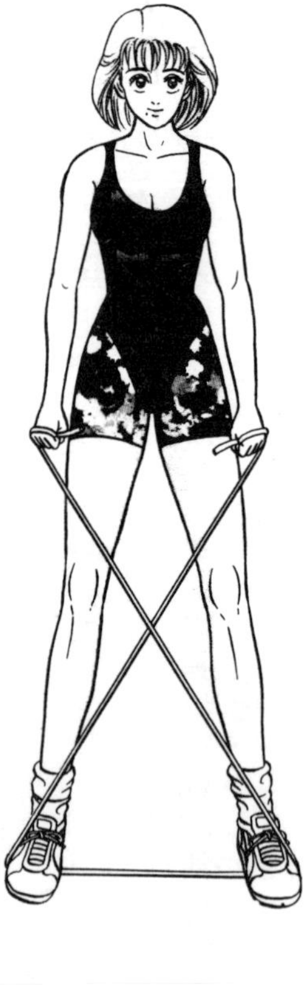

①最初的基本姿勢與預備站立及握緊一樣，但使軟管在雙腳間交叉。

②手肘伸直向側面抬起。

【一次運動】：①→②→③→②→①。

【呼吸】：手向上舉時吸氣，放下時吐氣。

【次數、組數】：以六~八次為一組，進行二組。輕鬆達成後稍微增加負荷。

【注意點】：手向側面舉起時，注意手掌向下。向前方則效果移至手部，而非肩部。此運動負荷過強會使型走樣，所以請從極輕負荷開始。

【效果】：三角肌外側。

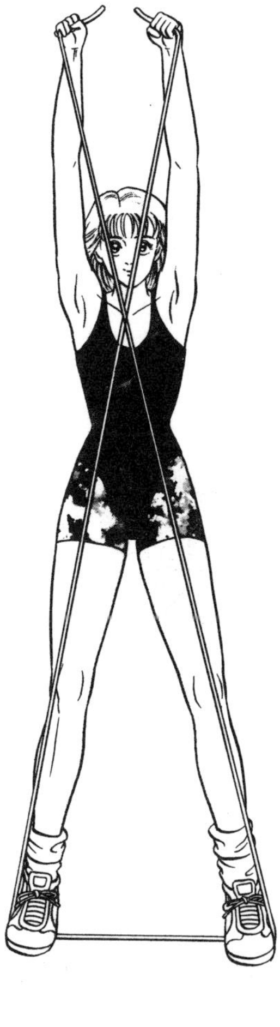

③再將手舉至頭上。

單手側提

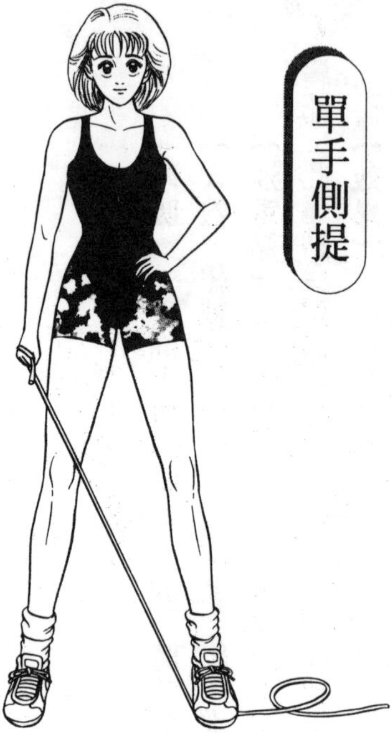

①腳比肩幅稍寬直立，左腳緊緊踩住軟管，右手以基本握法握住軟管。左手輕靠腰際。

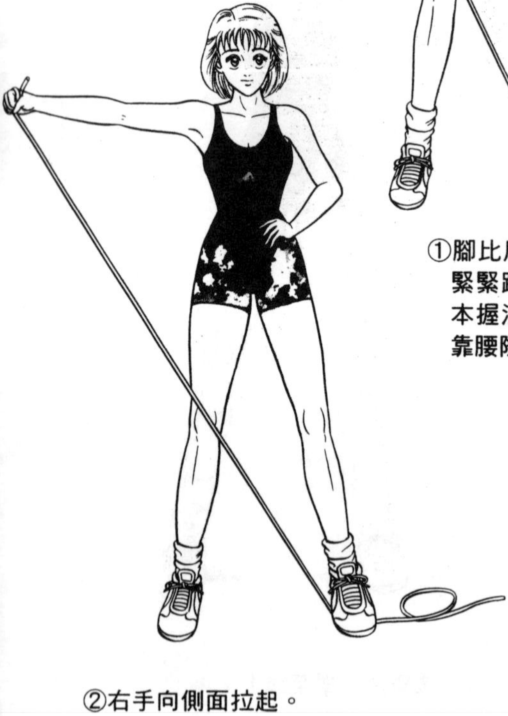

②右手向側面拉起。

【一次運動】：①→②→③→②→①（左右順序）。
【呼吸】：手上舉的同時吸氣，慢慢恢復原來姿勢時吐氣。
【次數、組數】：左右各六～八次為一組，進行二組。
【注意點】：手上下時，注意身體不可前後搖動。經常保持直立姿勢。
【效果】：三角肌外側。可使頸部至肩部的曲線看起來優美。

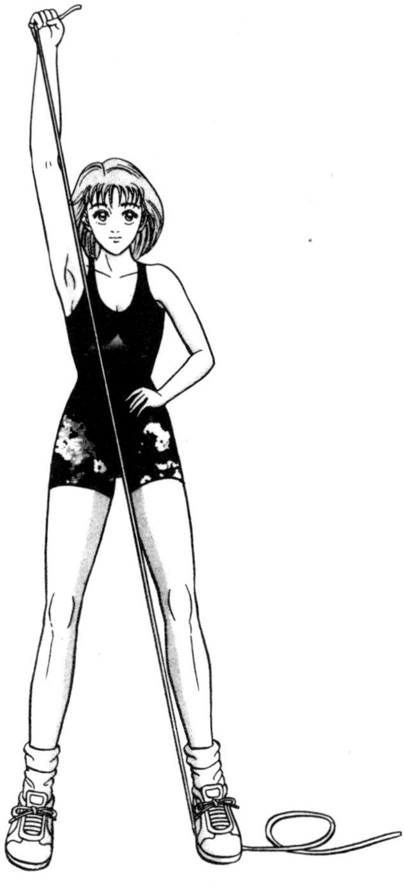

③拉至頭上，靜止一瞬間後慢慢恢復原來的姿勢。

彎曲向上側拉

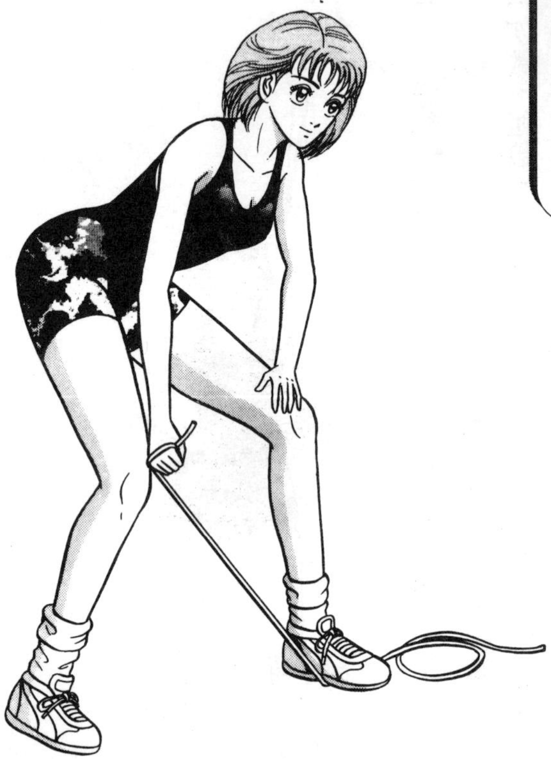

①右手以基本方法握住軟管，左腳踩軟管前屈。這時候右手的位置在比肩稍寬的右腳膝蓋前，左手置於左膝上支撐上身。此為開始姿勢。

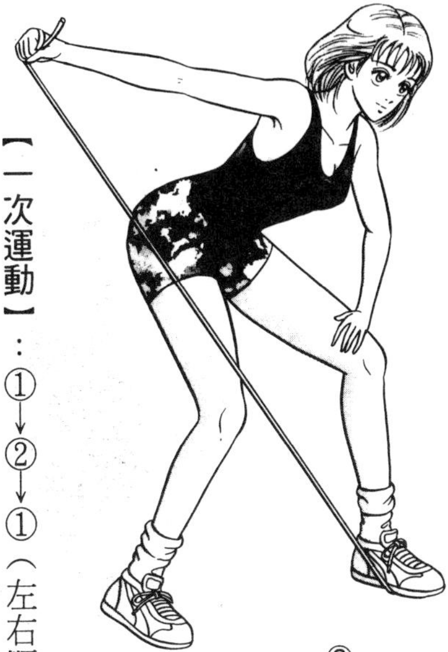

②從這個姿勢開始，右手往側上方拉至與地面平。

【一次運動】：①→②→①（左右順序）。

【呼吸】：手向上拉時吸氣。放下時吐氣。

【次數、組數】：以四～六次為一組，從二組開始做。輕鬆達成，增加一組亦可。

【注意點】：手向上拉時，注意上身不要起來。此外，握軟管的手稍微往前方（頭的方向）上拉效果較佳。此運動也是在身體尚未習慣時，加強負荷會導致身體平衡失調，所以一開始請務必記住，以「弱負荷、正確姿勢」為基礎。

【效果】：促進三角肌後部的發達，對於背部上側肌肉也有效。

垂直划艇

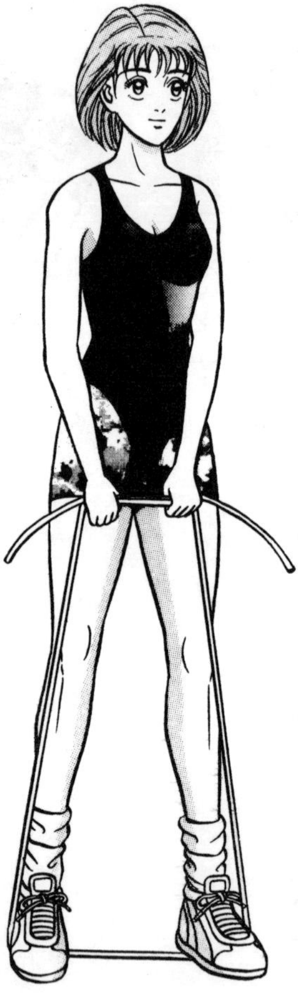

①雙腳如圖踩軟管，雙手距離一個拳頭大小握軟管，向前下降至大腿處。

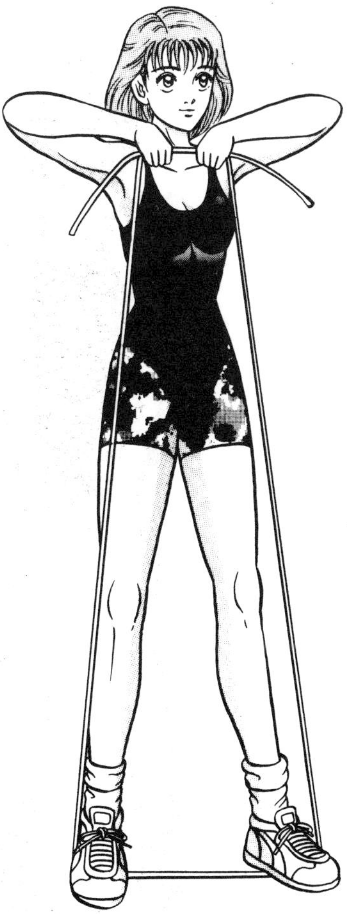

②就這樣將軟管拉至下顎處。

【一次運動】：①→②→①。

【呼吸】：上拉的同時吸氣，下降時吐氣。

【次數、組數】：以六～八次為一組，進行二組。

【注意點】：上拉及放下時，盡量加以抵抗，慢慢運動。

【效果】：促進斜方肌的發達。另外還有增進血液循環，消除肩膀僵硬的效果。

上下提舉

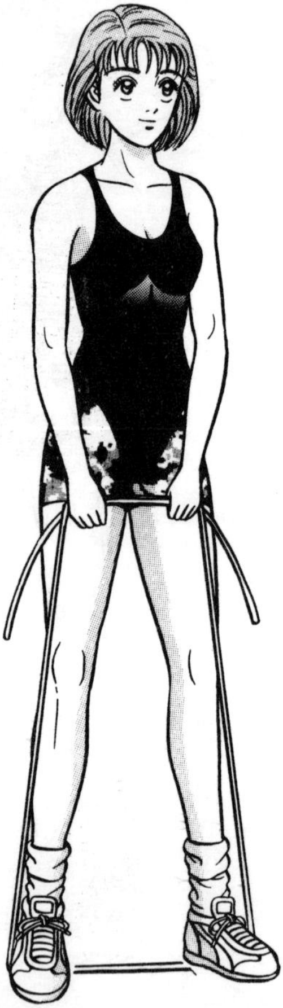

①如圖所示雙腳踩軟管，雙手握軟管呈圖形，拉軟管直立。

【一次運動】：①→②→①。
【呼吸】：吸氣聳肩、吐氣放下。
【次數、組數】：一組十~十五次，進行二組。
【注意點】：意識手的充分抵抗，慢慢回來。
【效果】：斜方肌。使頭至肩的曲線優美。

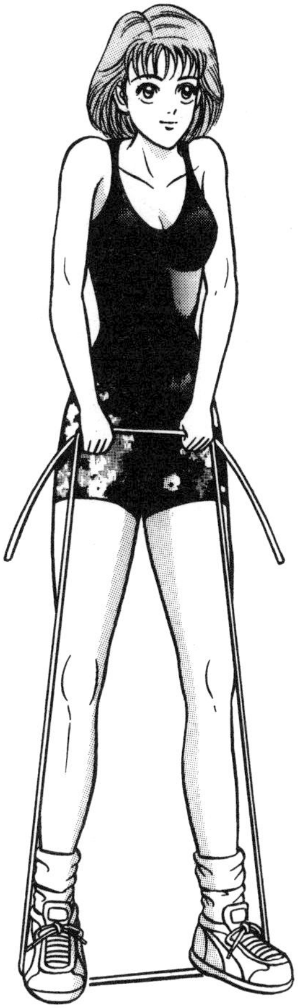

②像聳肩一樣反覆上下運動。

簡易肥胖度檢查法

依體脂肪計測定的體脂肪率，是了解肥胖度最值得信賴的方法。但除此之外，還有幾種簡單的檢查法，在此提供各位參考。

一項是「ＢＭＩ(Body Mass Index)」。此為國際上普及的肥胖度判定基準方法。指數的算出方法是「體重(kg)除以身高(m)的平方」。數值二十～二四為適當，二四～二六・四稍胖，二六・四以上肥胖。

因此，適當值的中央值（二二）與身高(m)的平方相乘，即為理想體重。

另一次是「腰圍(cm)除以臀圍(cm)的數值」。女性〇・八以上（男性一以上）為肥胖型。

此外，還有測皮下脂肪厚度的方法。抓起二手內側與肩胛骨下側的脂肪，各別測其厚度後合計。女性四、五公分以上（男性三、五公分以上），以此方法而言就算肥胖。

胸

★有彈性堅挺的胸部

乳房本身並無法藉著運動變大，但此處所介紹的運動，可促進乳房下的胸大肌發達，自然使胸型豐滿。同時還可強化支撐乳房的恥骨——韌帶，也就是可預防「乳房下垂」。

持續運動也許會出現暫時胸圍減少的情形，但這正是腋下，背部皮下脂肪消除，體型緊縮的證據。請持之以恆運動。

此外，運動中的伏地挺身不必用軟管，但卻是胸部基本運動。

拉軟管

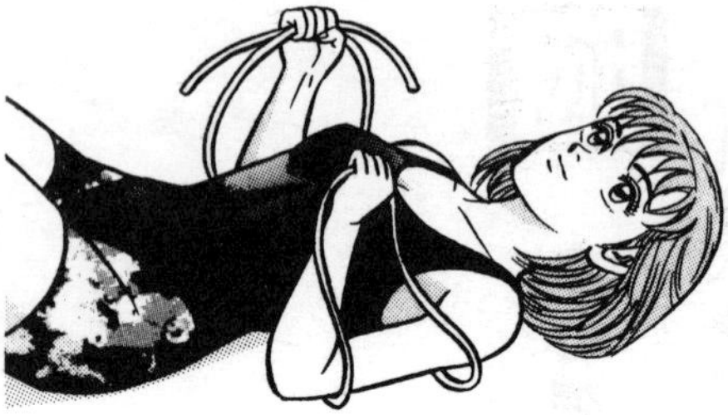

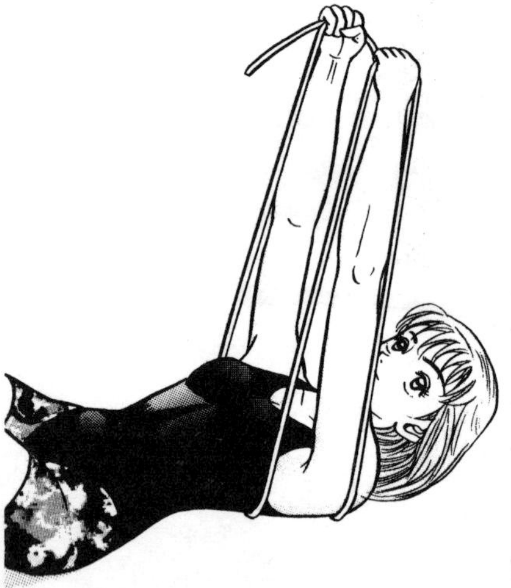

②手肘伸展，手臂完全往上拉。

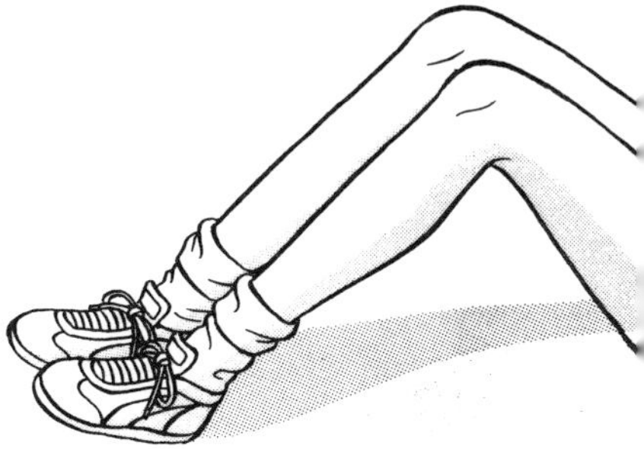

【一次運動】：①→②→①。

【呼吸】：預備姿勢時充分吸氣，邊吐氣邊往上拉。

【次數、組數】：以十～十五次為一組，進行二～三組。

【注意點】：動作不要太快，深呼吸慢慢進行。若背、肩被軟管弄痛，請墊一條毛巾。

【效果】：促進胸大肌發達，使胸部堅挺。

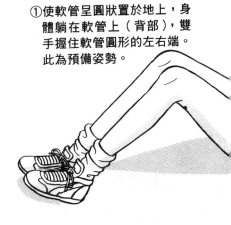

①使軟管呈圓狀置於地上，身體躺在軟管上（背部），雙手握住軟管圓形的左右端。此為預備姿勢。

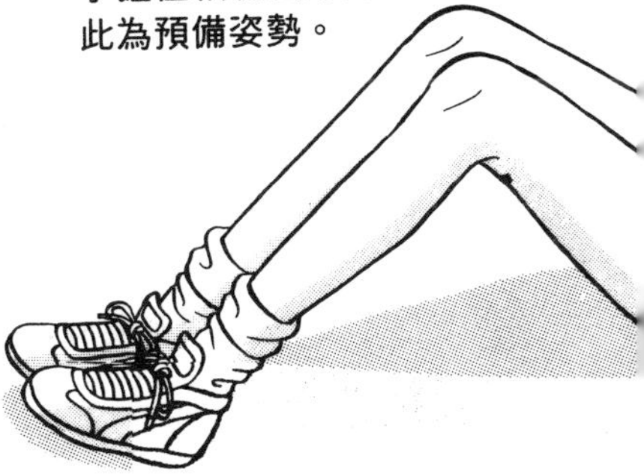

傾斜上拉

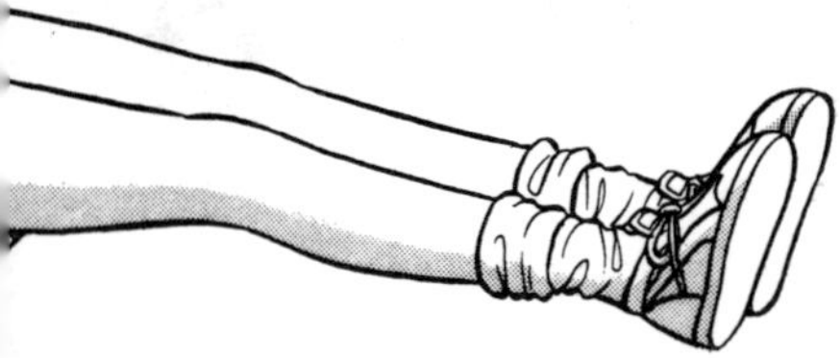

①使座椅傾斜成 45 度，靠椅而坐。軟管通過座椅下，在胸部中央與肩同寬處，以基本握法握緊軟管

②垂直往上拉。有抵抗地慢慢恢復

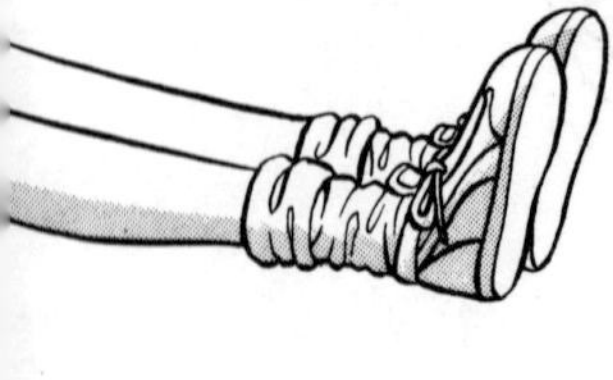

【一次運動】：①→②→①。
【呼吸】：開始時深吸氣，邊往上拉邊吐氣，下降時吸氣。
【次數、組數】：以八～十次為一組，進行二組。
【注意點】：呼吸深而慢。
【效果】：胸大肌上部。

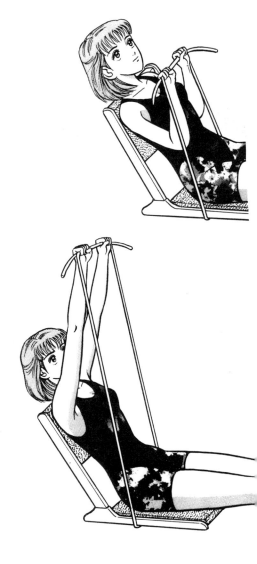

伏地挺身

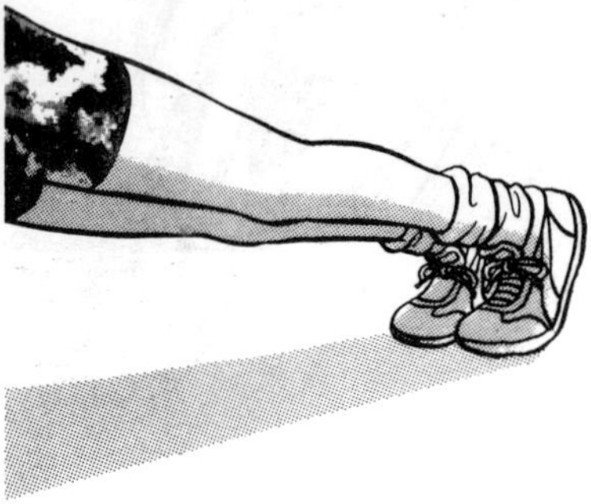

①雙手打開與肩同寬貼住地面，用力伸展手臂支撐上身。

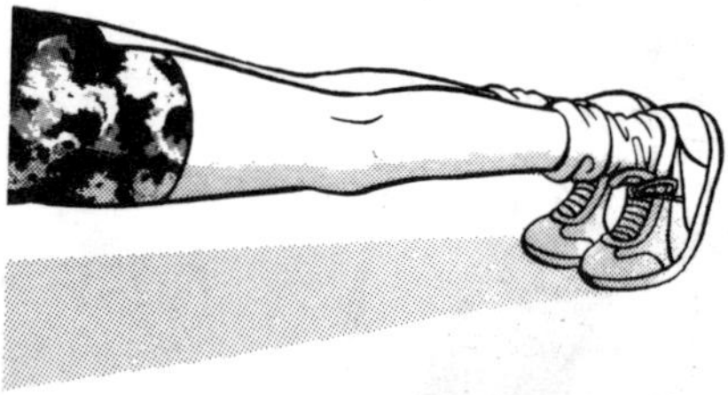

②胸部輕輕觸地似的下降身體，慢慢抬起身體。此時手的距離時寬時窄混雜進行，可使整個胸大肌毫無遺漏地發達。

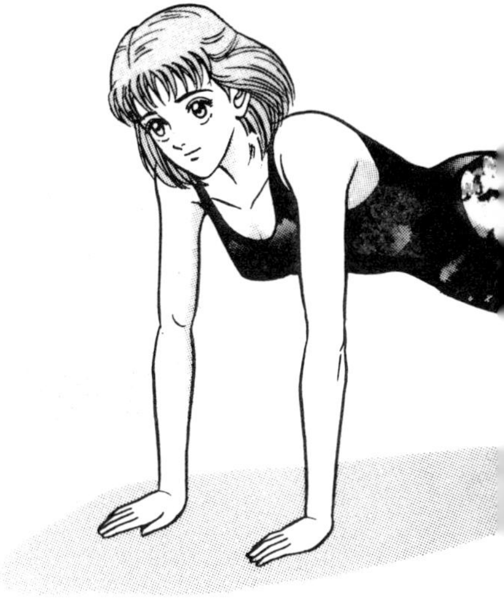

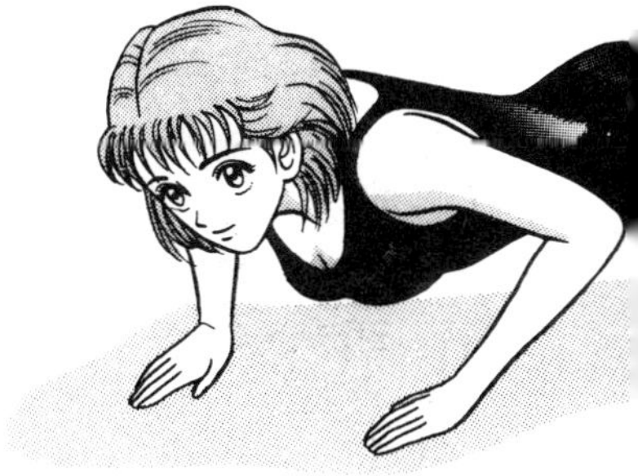

【一次運動】：①→②→①。

【呼吸】：身體下沈時吸氣，上抬時吐氣。

【次數、組數】：配合體力以五～十五次為一組，從二組開始做起。

【注意點】：對肌力無自信者，可將膝蓋貼地進行。

【效果】：促進胸大肌發達，使女性乳房堅挺。

●「伏地挺身」的變化

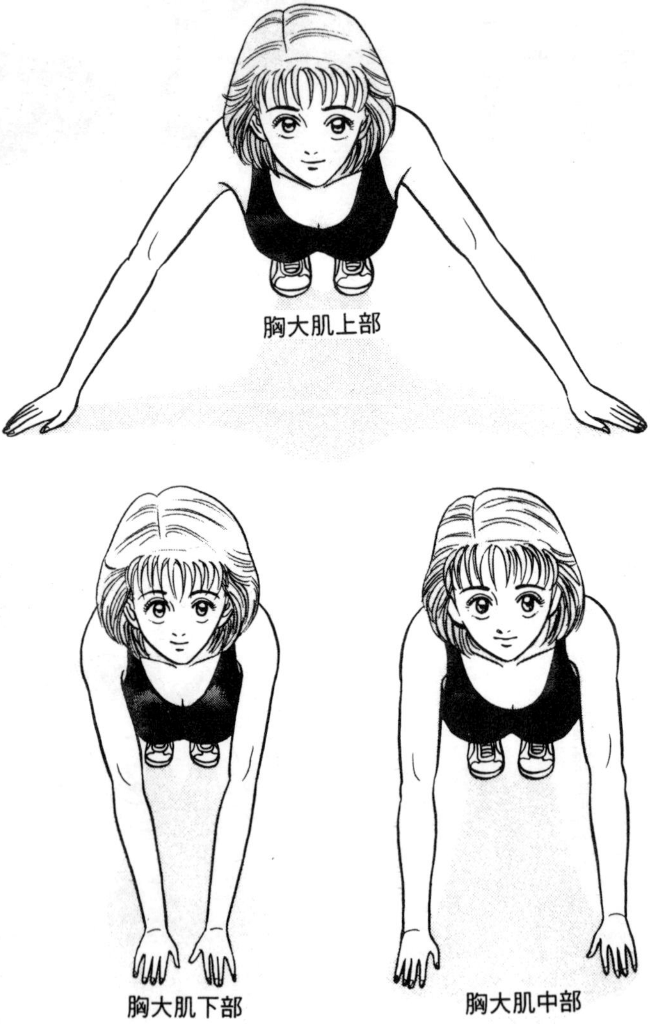

背部

★使背部曲線優美

除了使背部兩側的背闊肌發達之外，還能促進很難消除的背部皮下脂肪燃燒。

由於看不見自己的背部，所以不少女性並不在意背部曲線。但如果背部脂肪明顯，在男性眼中就好像是「歐巴桑身材」。因為是自己不容易注意的部分，所以更應該運動。

彎曲上拉

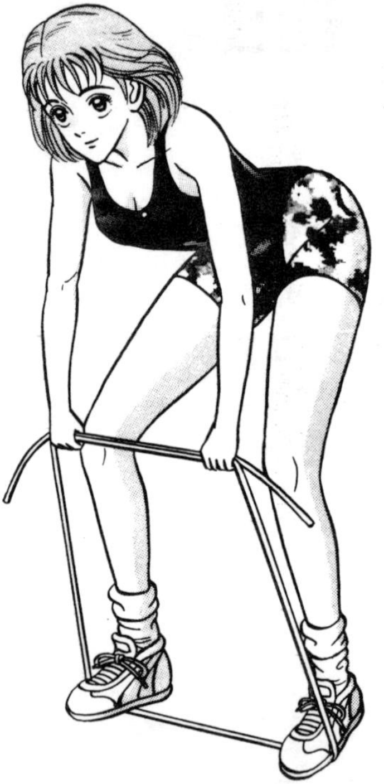

①首以打開與肩幅同寬的雙腳踩住圓形軟管。接著身體前屈握軟管。

【一次運動】：①→②→①。
【呼吸】：邊吸氣邊往上拉、邊吐氣邊放下。
【次數、組數】：以六～八次為一組，進行二組。
【注意點】：開始時背部稍微彎曲，隨著往上拉的動作伸展背部，可充分使用背闊肌。只不過在背部伸展時，上身不可起立。
【效果】：背闊肌。此肌肉可確保胸型。

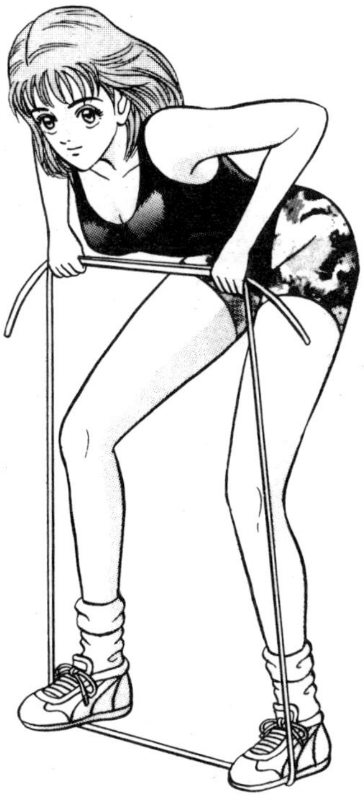

②手肘往上拉的感覺拉軟管，慢慢放下。

單手拉

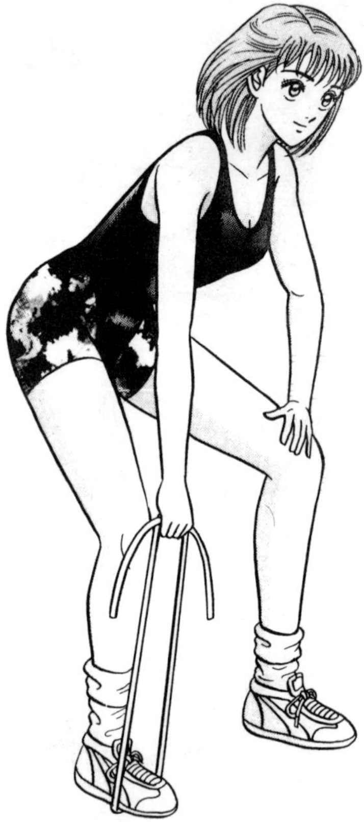

①右腳踩住呈圓形的軟管半蹲。右手緊握軟管，左手置於左腳上支撐上身。

【一次運動】：①→②→①（左右順序）。
【呼吸】：邊吸氣邊往上拉，邊吐氣邊放下。
【次數、組數】：左右各六～十次為一組，進行二組。
【效果】：背闊肌。使腋下曲線美麗。

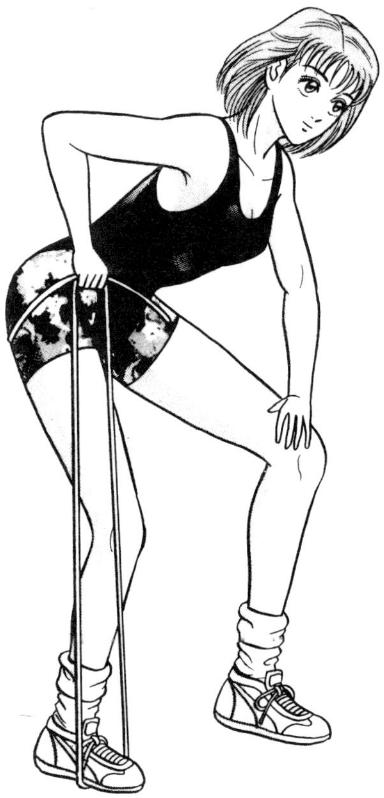

②維持此姿勢將軟管拉至肚臍處。接著加以抵抗地慢慢將軟管還原。左右順序進行。

消除緊張亦與減肥有關

常聽說男性上班壓力大、工作緊張，但女性日常的緊張才嚴重呢！從本能的母體防禦，以至於從男性的性視線防衛自己，其緊張程度超乎男性想像。甚至還得背負月經這種麻煩生理負擔。

這種緊張造成的精神不安及焦慮，會使位於額葉的食慾中樞混亂，同時也會影響抑制本能食慾的大腦新皮質之作用。緊張嚴重的女性，容易出現「過食」行動，就是這個原因。

因此，對女性而言，消除緊張不但使精神面安定還能「抑制肥胖」。

每個人的消除緊張方法不同，其中兼具減肥作用的適度運動是最佳方法。ＯＬ一邊用力拉軟管一邊大聲罵上司，也是不錯的方法。

腰

★創造緊縮纖細的腰部

腰是最容易囤積皮下脂肪的地方之一。以下介紹的運動，對於消除腰部皮下脂肪、緊縮腰部非常有效。此外，對於正確姿勢步行所必須的背肌鍛鍊也有效果。可使整體曲線優美。

再者，鍛鍊支撐身體的背肌，也與後面將介紹的腹肌運動一樣可治療腰痛。

硬拉

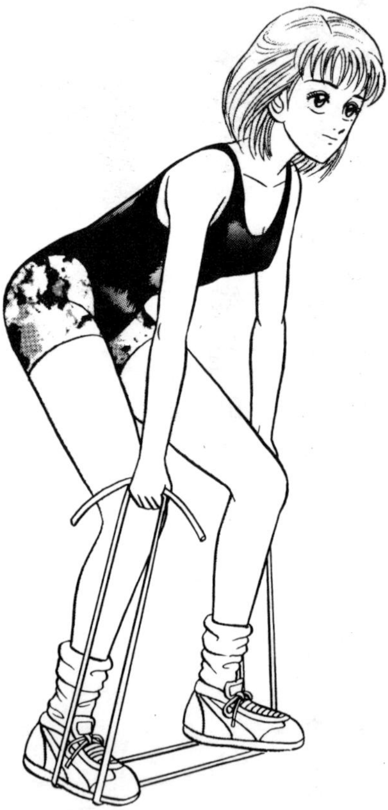

①使軟管呈圓形，雙腳與肩幅同寬踩住軟管，
雙手握軟管兩端，上半身前屈與地面平行

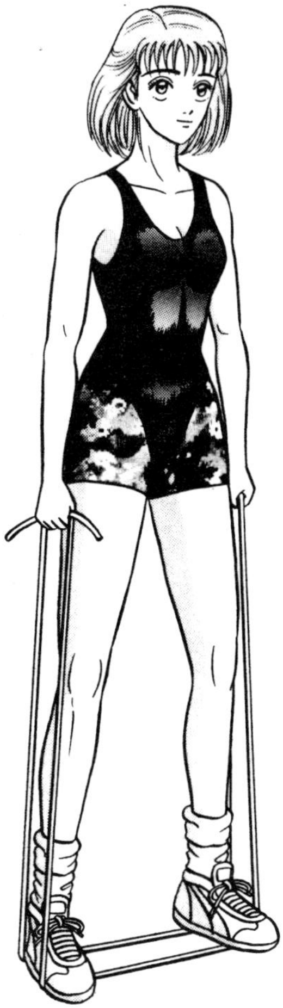

②從此姿勢直立。

【一次運動】：①→②→①。

【呼吸】：前屈時深吸氣，直立時吐氣。

【次數、組數】：以六~八次為一組，進行二組。

【注意點】：在身體充分溫熱的狀態下進行。最初使軟管的負荷輕，膝蓋稍微彎曲可減輕對腰部的抵抗，不要勉強。

【效果】：背肌。調整腰部下垂的皮下脂肪。

早安運動

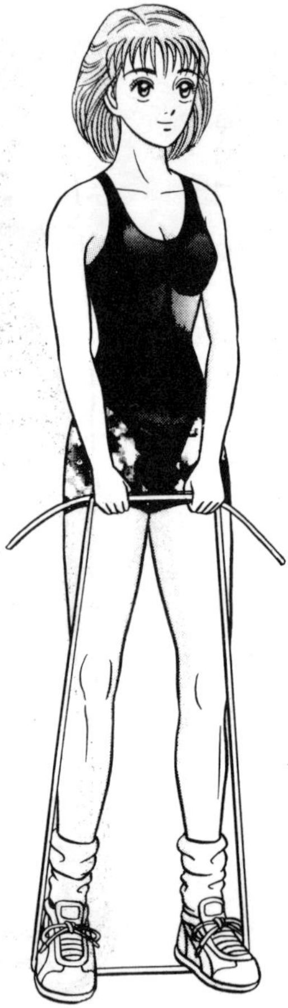

①軟管比肩幅稍寬，以雙腳踩住，兩端以基本握法往胸部拉起，穿過頭部成為②的姿勢。

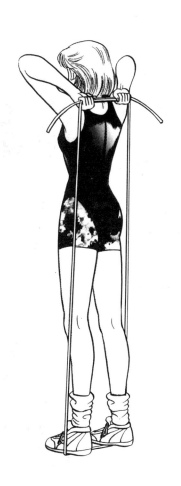

②呈圓形的軟管固定在頸部直立。此為預備姿勢。

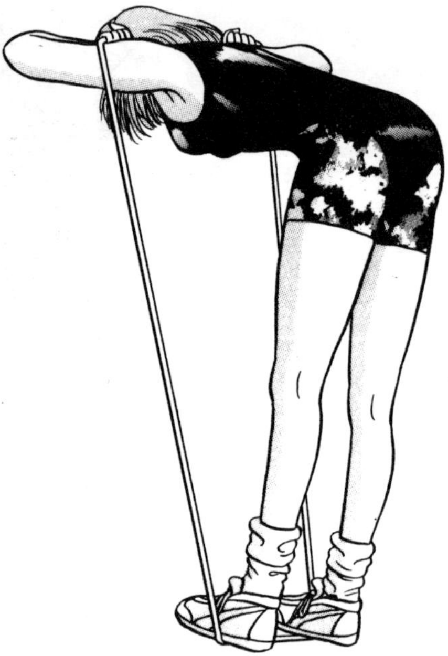

③膝蓋盡量不要彎曲，上身前傾與地面平行，慢慢恢復原狀。

【一次運動】：②→③→②。

【呼吸】：邊吸氣身體邊前屈、起立時吐氣。

【次數、組數】：六～八次為一組，進行二組。不用軟管時，以二十～三十次為一組，進行二組。

【注意點】：上身前傾時，臉稍微向上方，使背部完全伸直。最初從不用軟管開始，輕鬆達到目標數後再使用軟管。

【效果】：可緊縮腰部。

腹

★消除腹部、側腹部贅肉

女性與男性不同，腹部四周不容易囤積贅肉，但此處卻成了皮下脂肪的藏處。運動除了鍛鍊腹直肌、腹外斜肌之外，也可消除下腹部、側腹皮下脂肪，達到使腰部緊縮的目的。

腹直肌及腹外斜肌與背肌一樣，均是支撐上身的肌肉，此部分發達後，便可減輕腰部的負擔，對預防腰痛也有效果。

仰躺起身接觸

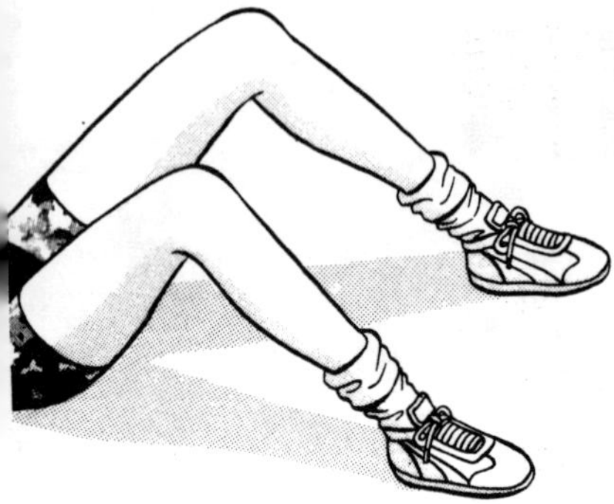

①仰躺，雙膝打開與肩同寬站立。雙手置於胸上附近。

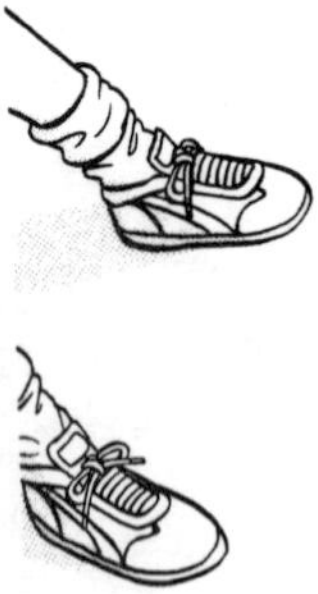

②從此姿勢起身，右手碰左膝，接著左手碰右膝。

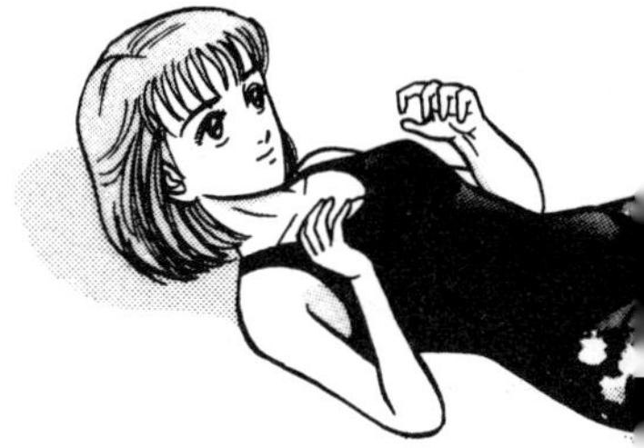

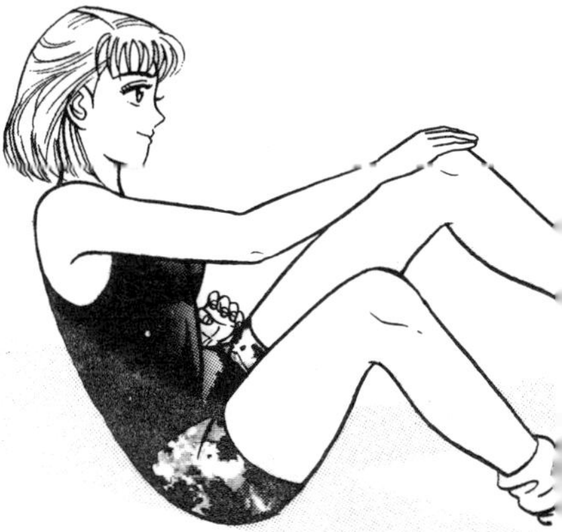

【一次運動】：①→②→①（左右交互）。

【呼吸】：躺姿充分吸氣，邊吐氣邊碰膝，恢復時吸氣。

【次數、組數】：左右各十～十五次為一組，進行二組。

【注意點】：盡量不要使用反彈力抬起上身，在意識對腹肌的抵抗下慢慢恢復上身。

【效果】：腹直肌。

抬腿

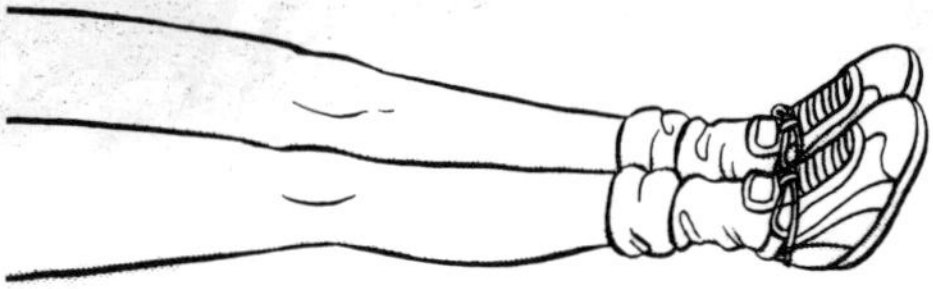

①雙手於頭後交叉，腳伸直的姿勢向上。

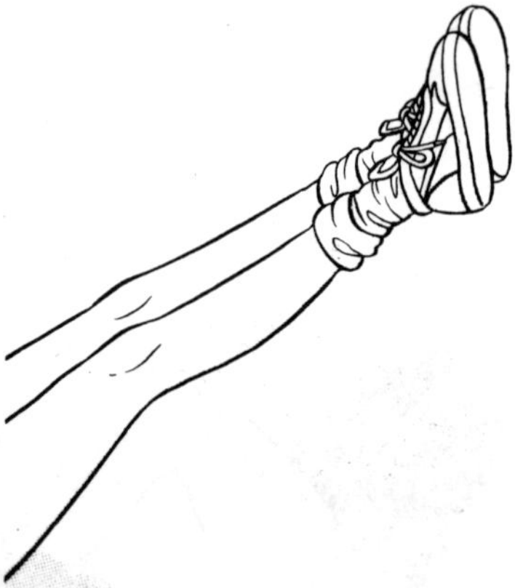

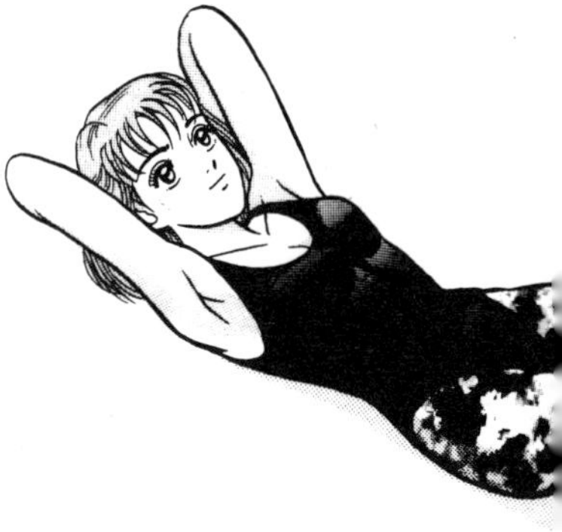

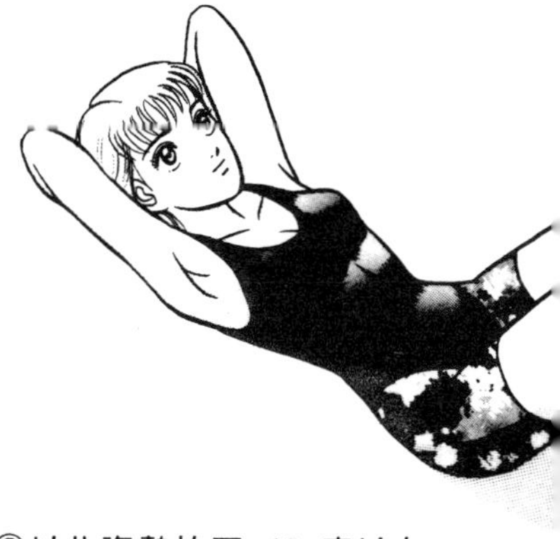

②以此姿勢抬至 45 度以上高。

【一次運動】：①→②→①。

【呼吸】：抬腳時吸氣，恢復時吐氣。

【次數、組數】：以十～二十次為一組，從二組開始，習慣之後慢慢增加次數，以一組三十次為目標。

【注意點】：腳上下時，膝蓋不要彎曲。腳放下時，腳跟不要碰地，於距離地面五公分處停止，運動效果更大。

【效果】：不但強化腹直肌的下部，對於消除皮下脂肪也很有效。

側拉

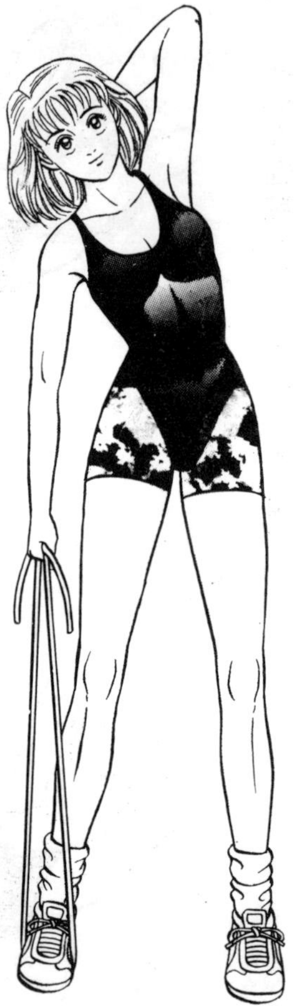

①上身右傾，右腳踏住呈圓形的軟管，右手緊握軟管。

【一次運動】：①→②→①（左右順序）。
【呼吸】：上身起立時吸氣，吐氣恢復原狀。
【次數、組數】：左右各十～二十次為一組，從二組開始，往三十次目標邁進。
【注意點】：動作單純，所以無特別注意事項，但動作越大效果愈好。
【效果】：對腹外斜肌有效。緊縮腰部，是使腰部纖細最合適的運動。

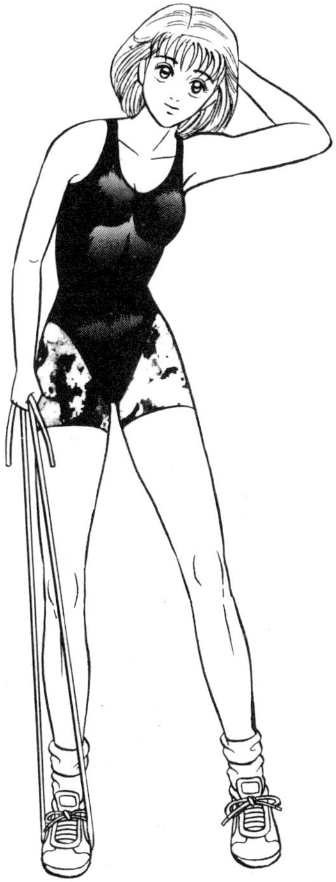

②就這樣使身體直立。此動作盡量迅速恢復。此時，左手置於後頭部。右手握軟管時鍛鍊右側腹肌。

不吃早餐反而會胖

年輕女性，尤其是ＯＬ，往往不吃早餐。

「早上沒時間吃早餐，而且少吃一餐不是可減少一些熱量嗎？」完全錯了。養成不吃早餐的習慣之後，反而變成「容易發胖的體質」。

首先，不吃早餐使基礎代謝降低。基礎代謝是即使睡眠時身體也會消耗脂肪的律動。此機能降低，當然體脂肪燃燒量也下降，成為容易囤積脂肪的體質。

此外，早餐可使睡眠中下降的體溫上升，對於準備當日活動開始有重要功效。此「準備」被省略時，身體要一直到午餐時才活動，這期間的熱量消耗便被抑制了。換言之，不吃早餐的人，中午以前身體幾乎沒有進行體脂肪燃燒。

因此，在改變宵夜習慣的同時，也改變不吃早餐的習慣，確實可防止肥胖。

手

★使手部曲線柔順

雙手向身體側面伸直時，與腋下連接的部分（伸直的手臂下方）就是肱三頭肌。此肌肉平常不太用得到，所以容易堆積皮下脂肪，影響手的曲線。請碰碰看，是不是鬆鬆軟軟的感覺。

運動可以鍛鍊此肱三頭肌及肱二頭肌、肱肌等。況且不僅可以消除肱三頭肌的皮下脂肪，還可使手臂緊縮，使手的線條美麗。

推拉

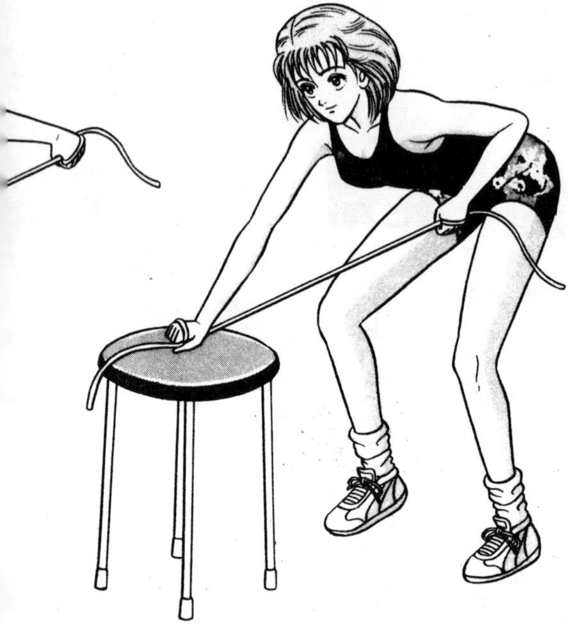

①在與膝高度差不多的台面（桌子或椅子上，以右手壓住軟管（握法參照圖A），上身前屈至幾乎與地面平行。另一手捲軟管（握法參照圖B），採取手肘彎曲的姿態。

圖A

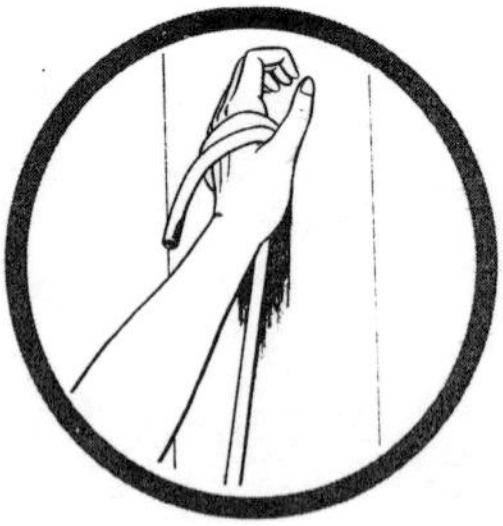

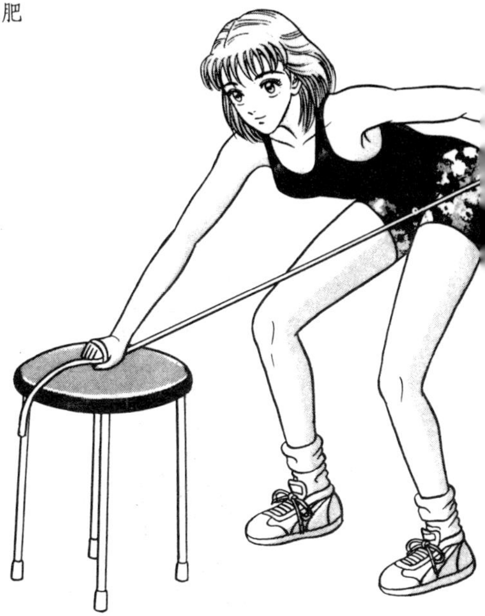

②從此姿勢伸展手肘往後拉。停一下後慢慢回到原位。

圖B

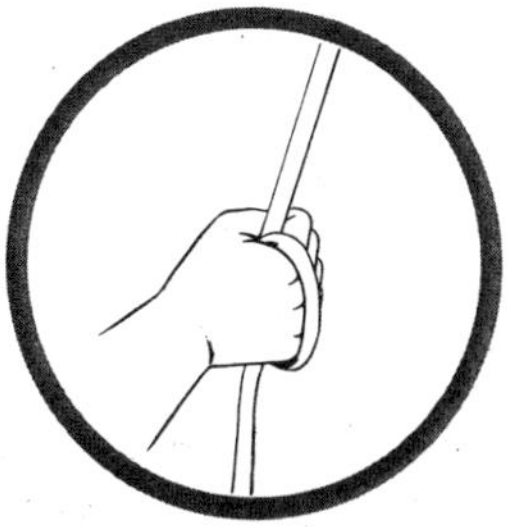

【一次運動】：①→②→①（左右順序）。

【呼吸】：邊吸氣邊伸手肘，吐氣恢復原位。

【次數、組數】：八～十次為一組，進行二組。

【注意點】：動作中，盡量夾緊腋下，使手肘不要移動是提高效果的秘訣。

【效果】：肱三頭肌。

上推下拉

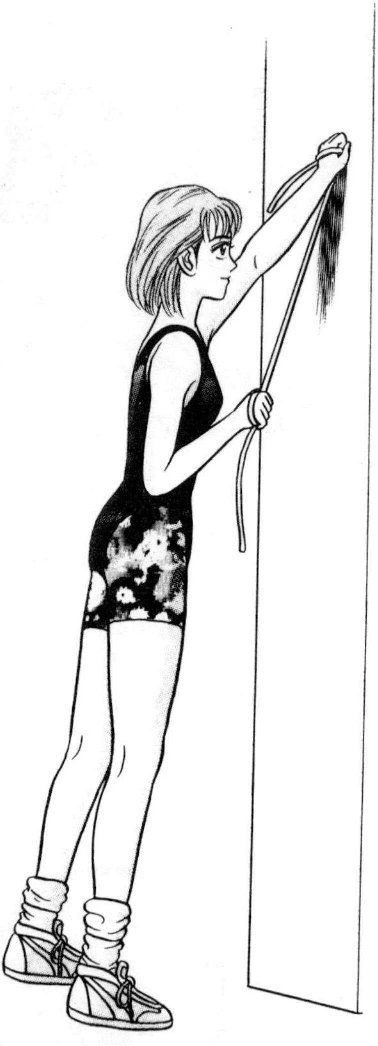

①左手握住軟管（參照前項圖A握法）壓在牆壁上。右手捲軟管（參照前項圖B握法）夾緊右腋。從上臂垂直手肘彎曲的狀態開始。

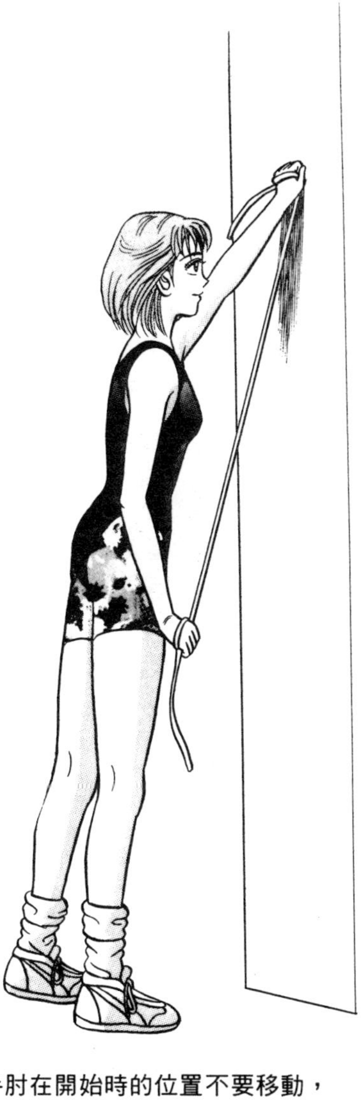

②手肘在開始時的位置不要移動，右手往下方拉。手伸展後的一瞬間，慢慢恢復原狀。

【一次運動】：①→②→①（左右順序）。

【呼吸】：邊往下拉邊吸氣，恢復時吐氣。

【次數、組數】：左右各八次～十次為一組，進行二組。

【注意點】：動作中以手肘為支點，盡量不要移動。手肘移動運動較輕鬆，但會用到三頭肌以外的肌肉，使效果減半。此外，握法、拉法錯誤會使手被軟管摩痛，務必依照圖解。

【效果】：使肱三頭肌的型發達，展現出有彈性的手部線條美。

反側位

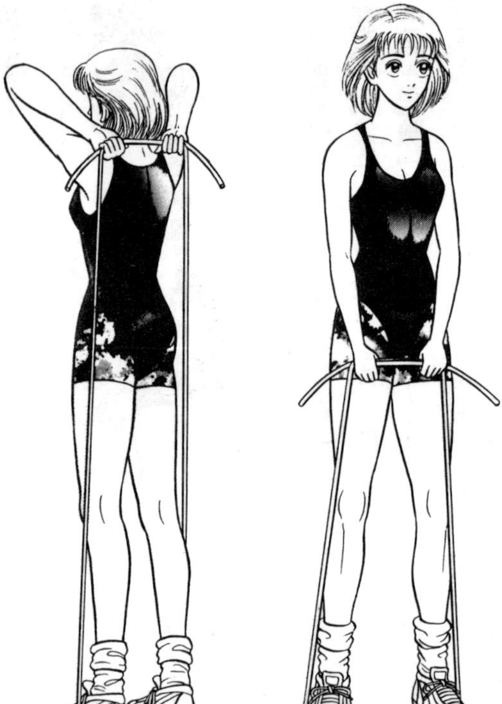

②軟管固定在頸部後方。這是預備姿勢。手的握幅比肩稍窄直立。

①雙腳踩住呈圓形的軟管。往胸部拉，然後穿過頭成為姿勢②。

【一次運動】：②→③→②。
【呼吸】：邊吐氣邊上拉，放下時吸氣。
【次數、組數】：六～八次為一組，進行二組。
【注意點】：手肘盡量固定在高的位置，前手臂上拉時注意手肘不可分開。
【效果】：肱三頭肌。

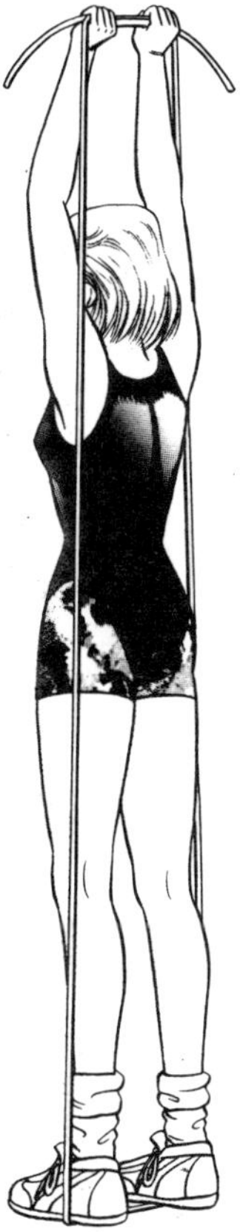

③以此為支點，只移動前手臂將軟管往頭上拉。再以反抗抵抗的力量慢慢恢復原狀。

雙手捲拉

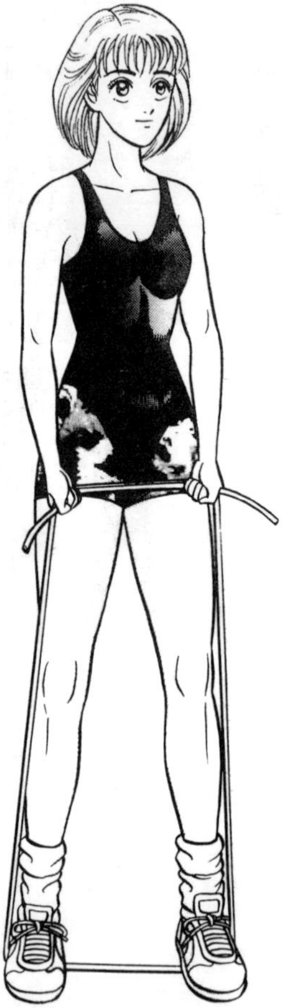

①雙腳踩住捲成圓形的軟管，雙手以伸直的姿勢將軟管拉成長方形握住。此時手掌稍向前方。

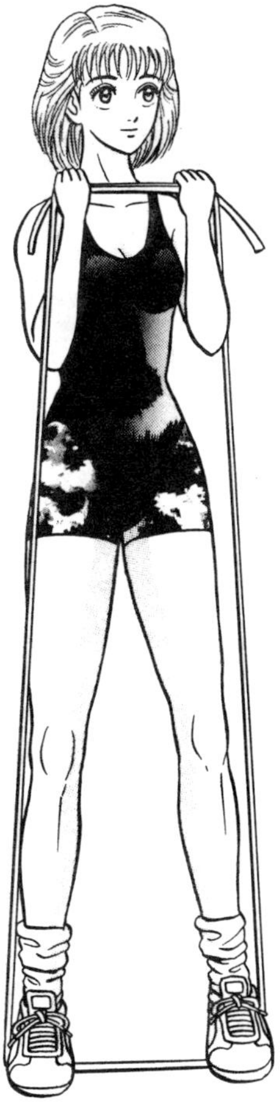

②以手肘為支點拉至肩高。

【一次運動】：①→②→①。

【呼吸】：邊吸氣邊往上，吐氣下降。

【次數、組數】：六～八次為一組，進行二組。

【注意點】：手上彎時，注意手肘不要張開往後。此外，腰不要反轉，不可使用腰的反彈力。恢復時手肘慢慢伸展為重點。

【效果】：使肱二頭肌緊縮，調整肩部至手的曲線優美。

單腳踩單手捲

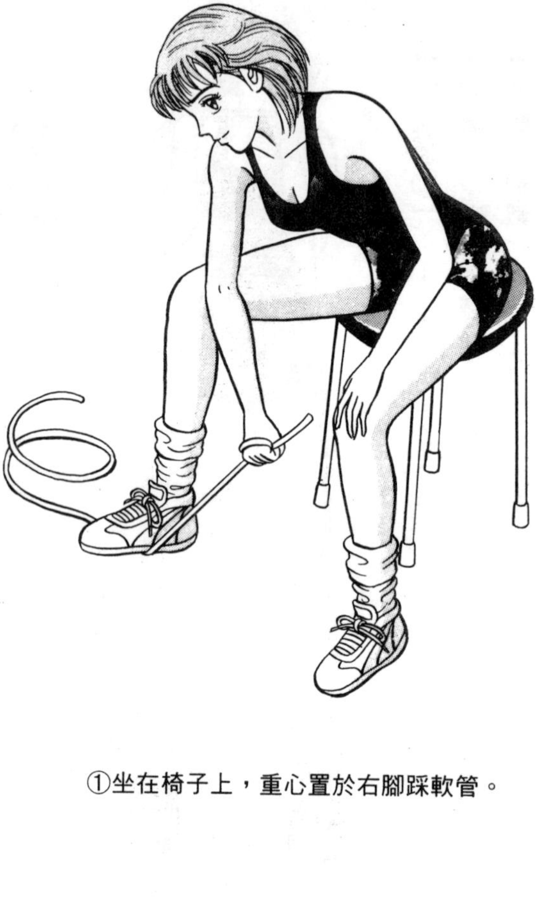

①坐在椅子上，重心置於右腳踩軟管。

【一次運動】：①→②→①（左右順序）。
【呼吸】：往上拉時吸氣，下降時吐氣。
【次數、組數】：左右各六～八次為一組，進行二組。
【注意點】：固定手肘的腳膝不要動，手指盡量往下。
【效果】：肱二頭肌。

②右手肘固定在右腳膝蓋上，往上拉軟管至可動範圍內。

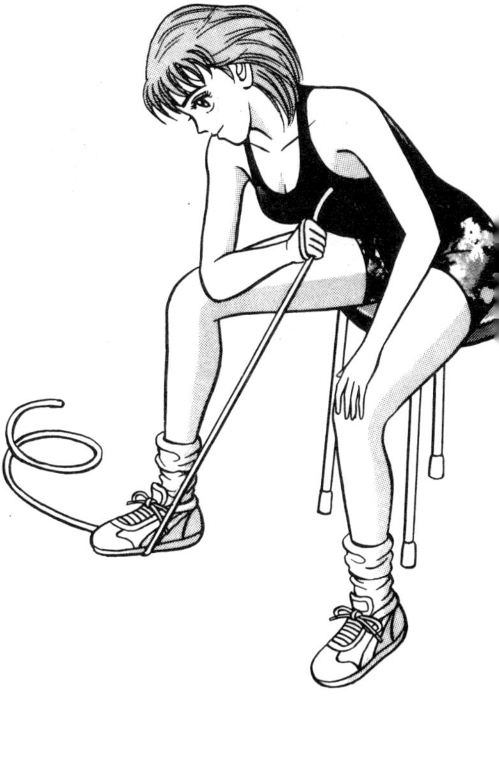

手上拉

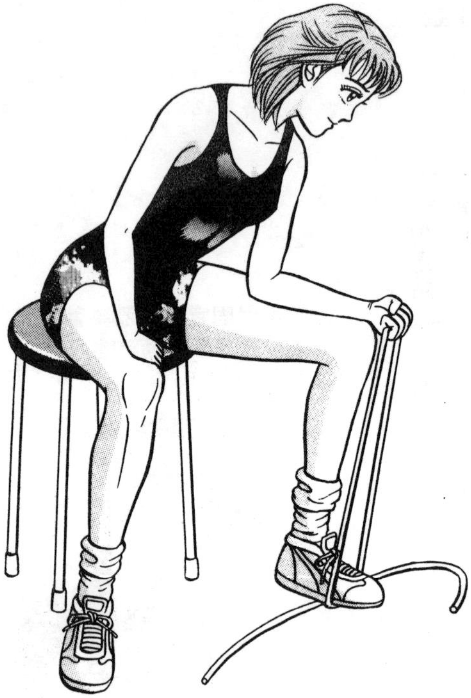

①坐在椅子上，左腳踩住呈圓形的軟管，手在膝蓋下握住伸展的軟管，手前端固定在膝上。

②只使用手腕捲起軟管，反覆手腕上下運動。

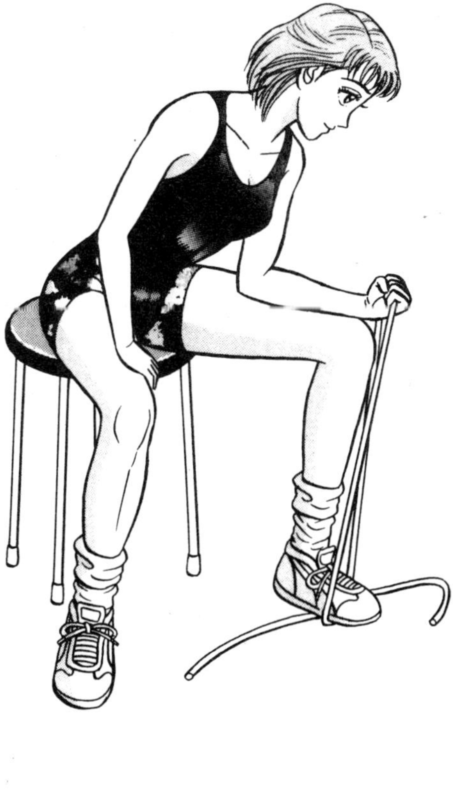

【一次運動】：①→②→①（左右順序）。

【呼吸】：像這種小動作，並無特別指定呼吸方式，請依最舒服的方式進行。

【次數、組數】：左右各十次為一組，進行二組。

【注意點】：不要使固定在膝蓋上的手前端移動。以另一隻手壓住運動手的前半部，效果更佳。

【效果】：促進前臂部發達，增加手臂的彈性。

反方向捲拉

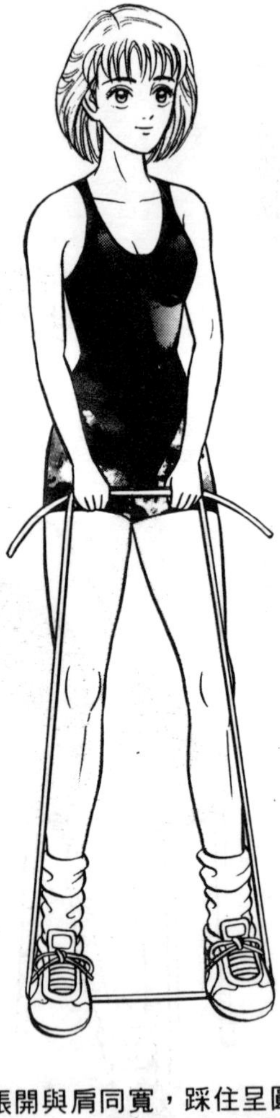

①雙腳張開與肩同寬，踩住呈圓形的軟管。手完全向下的狀態手指甲朝外側握住軟管。

【一次運動】：①→②→①。
【呼吸】：邊吸氣邊向上，吐氣時放下。
【次數、組數】：六~八次為一組，進行二組。
【注意點】：與雙手捲拉一樣，手肘必須固定，不要移動。
【效果】：前臂肌。

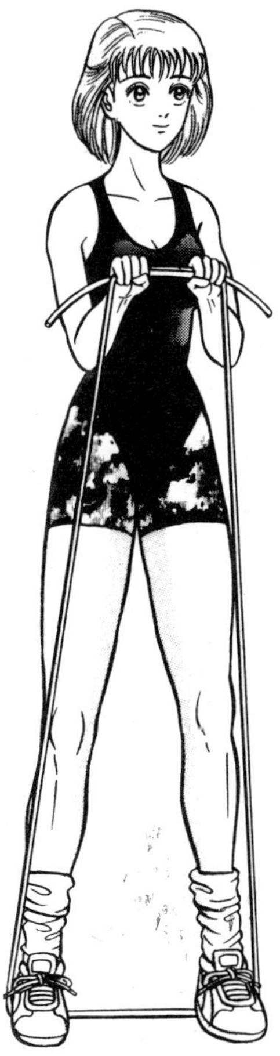

②手肘不要動，用前臂的力量將軟管拉至胸的高度，然後慢慢恢復原狀。

喜歡甜食和酒的人容易胖的理由

「喜歡甜食、海量」的妳，即使現在屬於纖細體型，我想妳也是胖子的預備軍。因為甜食與酒精中潛藏著使脂肪細胞活躍的要素。

成人體內有二五〇億至三〇〇億個脂肪細胞，各個細胞內有稱為中性脂肪的脂肪粒（脂肪球）。合成此中性脂肪的是甘油及遊離脂肪酸。而甘油是由甜食及酒精在體內製造出來的。

多攝取甜食及酒精會使體內中性脂肪增加，脂肪細胞內積蓄太多中性脂肪便會肥胖。

肥胖是由①脂肪細胞數增加、②脂肪細胞變大而引起。脂肪細胞一旦增加就不會減少，但卻可使中性脂肪燃燒而讓脂肪細胞變小。不用說，最好的方法即是適度運動與合理飲食配合。

腳

★創造苗條的腳

從大腿開始，腳部也是容易囤積皮下脂肪的地方，所以腳部運動也不可少。

健身中心有以舉槓鈴運動腳的方法，在此利用一條軟管就可簡單進行腳部瘦身運動。此外，不用軟管的蹲立也能緊縮腳脖子。

半蹲

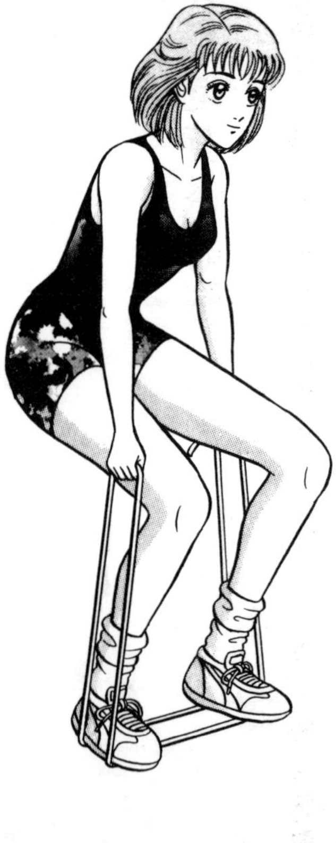

①雙腳張開比肩幅稍寬踩住呈圓形的軟管，手握圓形軟管的兩端，腰向下降半蹲姿勢開始。

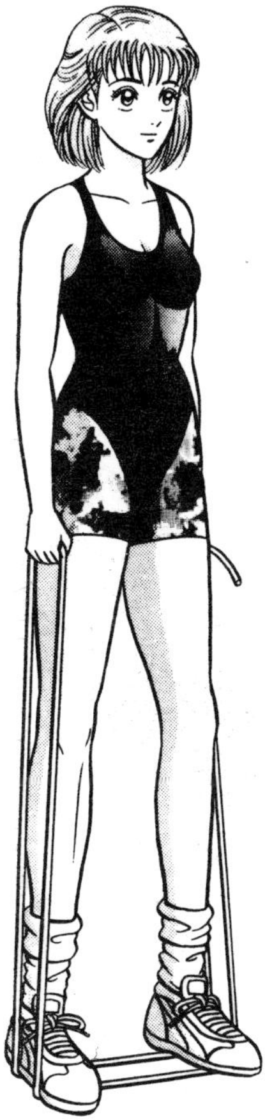

②往上站立。接著膝蓋慢慢彎曲回到①的姿勢。

【一次運動】：①→②→①。
【呼吸】：蹲下時吸氣，站立時吐氣。
【次數、組數】：六～八次為一組，進行二組。
【注意點】：背部不要彎曲，眼睛請看正面不要向下看。
【效果】：促進大腿前面股四頭肌的發達，並使皮下脂肪囤積的大腿纖細。

反彈蹲立

①雙手下垂，雙腳打開與肩同寬站立。

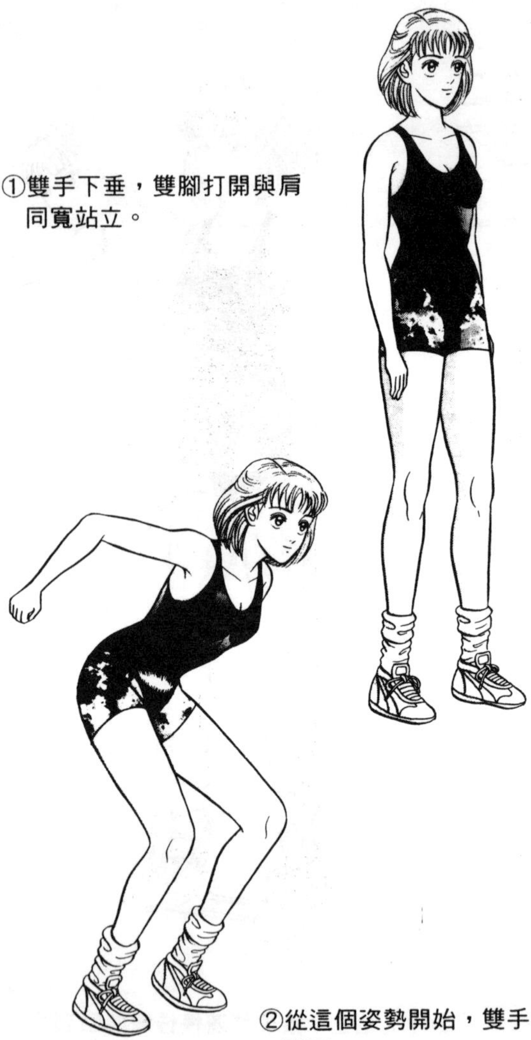

②從這個姿勢開始，雙手向前方擺動蹲下。

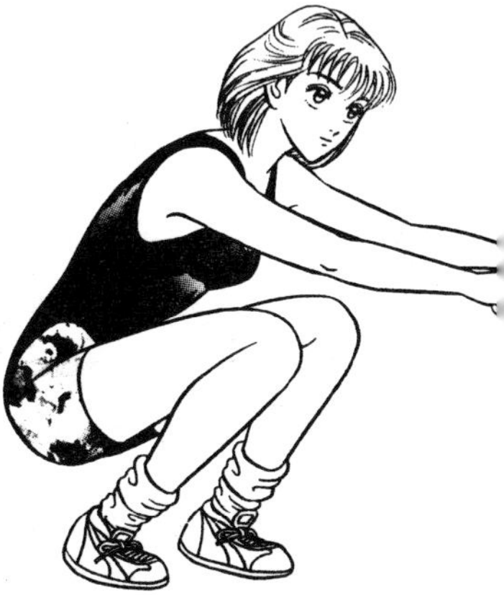

③接著膝蓋恢復原狀起立。

【一次運動】：①→②→③→①。

【呼吸】：邊吸氣邊蹲下，邊吐氣邊起立。

【次數、組數】：二十～三十次為一組，從二組開始。以一組五十次為目標。運動時慢慢增加次數。

【注意點】：背不要彎，蹲下時腳跟稍微上抬。

【效果】：強化股四頭肌。此外，對提高臀部的臀大肌也有效果。女性減肥者中，希望腳部纖細者占大半數，只要每天持續進行此項運動，效果非常好，請務必一試。

腿屈伸

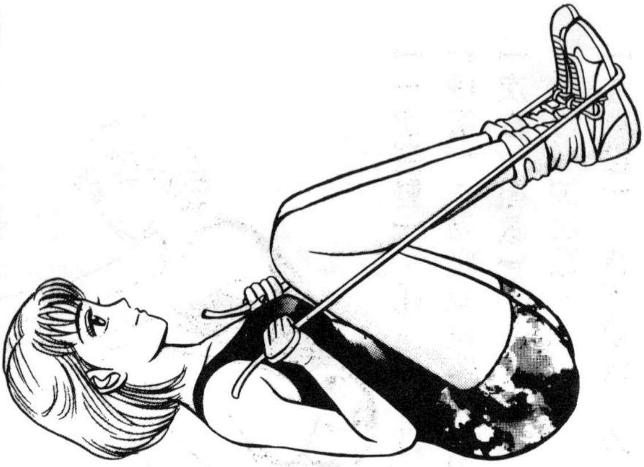

①仰躺膝蓋充分彎曲，腳底中心部分踏住軟管，兩手分別握住軟管的兩端，固定在胸上附近。

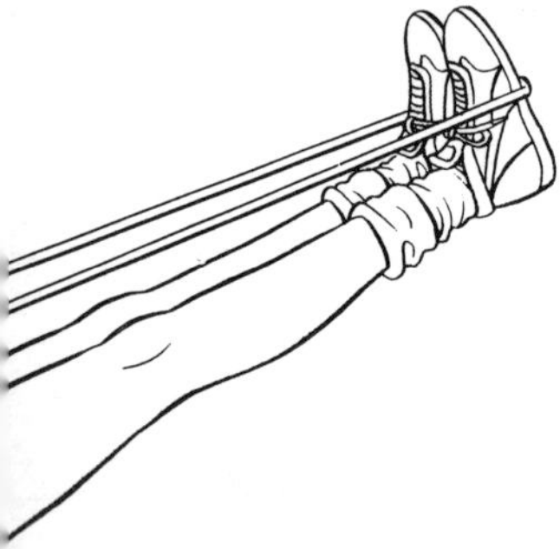

【一次運動】：①→②→①。
【呼吸】：膝蓋彎曲時吸氣，拉直時吐氣。
【次數、組數】：十次為一組，進行二組。
【注意點】：上身不要起來，膝蓋盡量往上伸直。
【效果】：股四頭肌。

②就這樣往斜上方拉直。

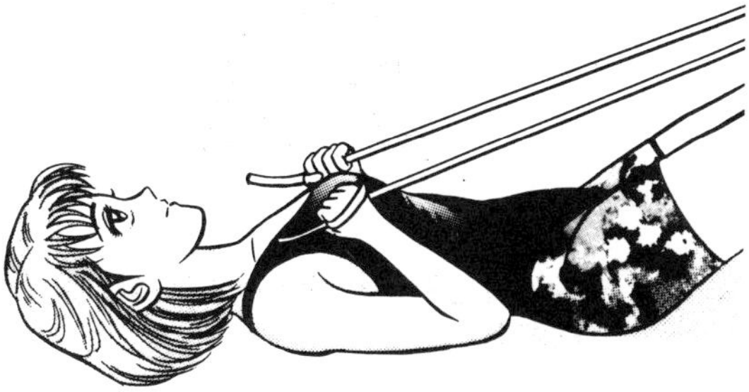

小腿運動

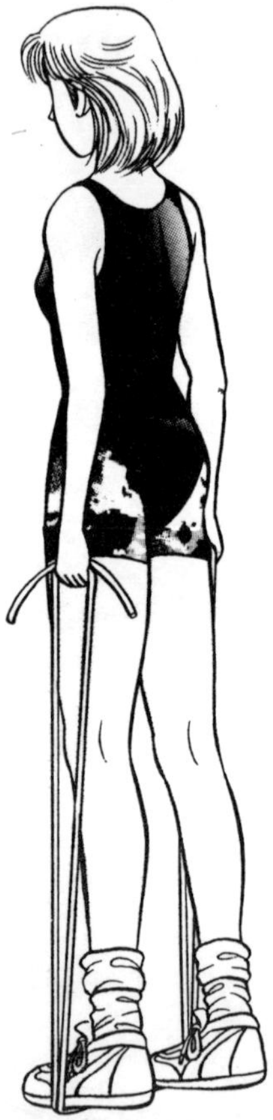

①腳尖踩住圓形軟管，雙手緊握從膝蓋下伸展的軟管直立。

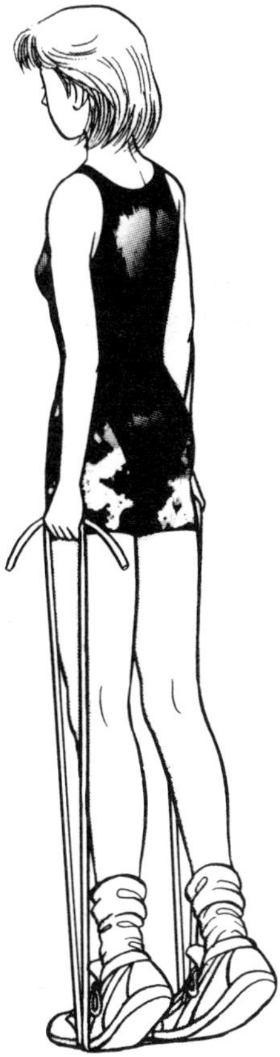

②盡量拉起腳跟，重複恢復開始的姿勢。此運動不使用軟管也有效。

【一次運動】：①→②→①。

【呼吸】：邊呼氣邊抬腳跟，邊吐氣邊下降。有節奏的呼吸是訣竅。

【次數、組數】：十五次為一組，進行二組。不使用軟管的場合，一組為三十次。

【注意點】：從②回到①時，腳跟不著地的效果更佳。

【效果】：緊縮小腿三頭肌及腳脖子。

腿部擴張

①軟管如圖所示綁住，呈圓形的軟管固定在椅子的前腳。坐在椅子上，腳尖部分繞軟管一圈，從膝蓋彎曲的狀態開始。

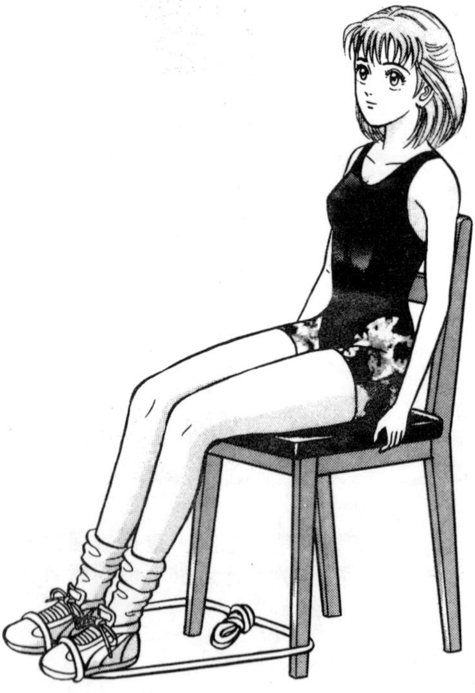

【一次運動】：①→②→①。
【呼吸】：邊踢邊吐氣，恢復時吸氣。
【次數、組數】：十次為一組，進行二組。
【效果】：股四頭肌。

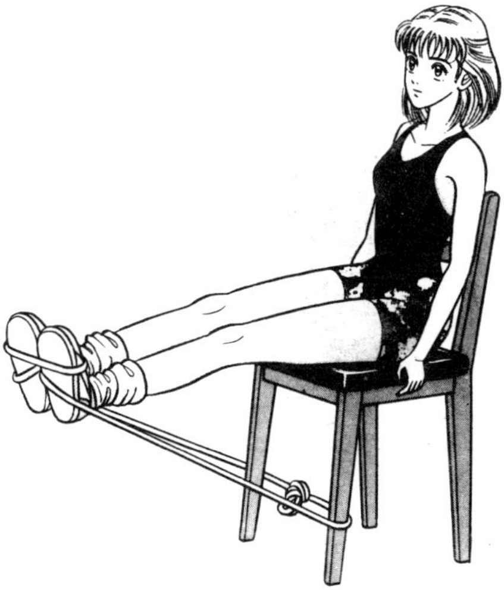

②像踢一樣地拉軟管。膝蓋上升至最大限度後靜靜地恢復原狀。

小腿側拉軟管

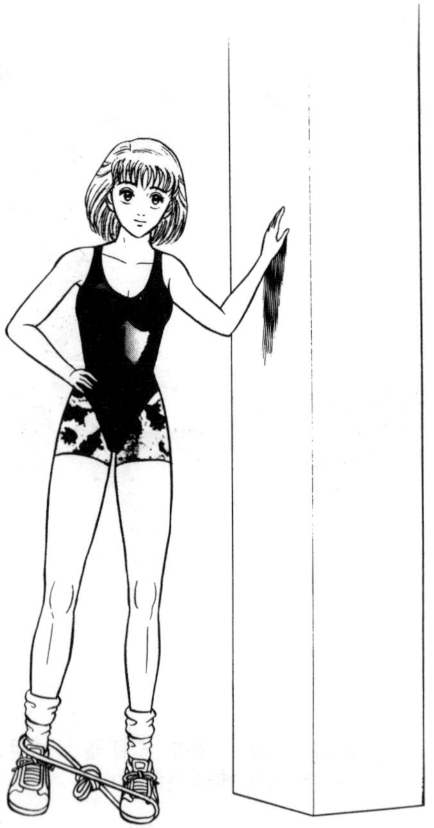

①軟管兩端打結，呈直徑 25～30 公分左右的圓。左腳踩住圓的一端，右腳脖子勾住另一端的圓。右手叉腰、左手靠壁，從站立姿勢開始。

②右腳向正側面上舉。腳抬高的高度至肌肉感覺抵抗為止，不要勉強。

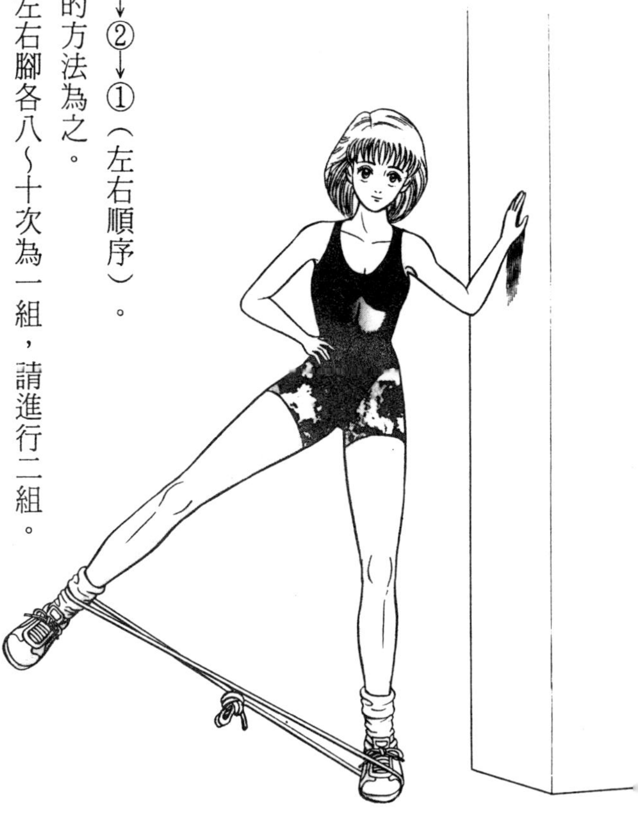

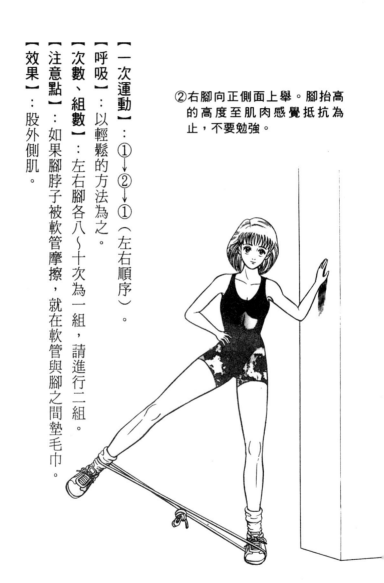

【一次運動】：①→②→①（左右順序）。

【呼吸】：以輕鬆的方法為之。

【次數、組數】：左右腳各八～十次為一組，請進行二組。

【注意點】：如果腳脖子被軟管摩擦，就在軟管與腳之間墊毛巾。

【效果】：股外側肌。

「生菜信仰」對美容不利

覺得自己太胖的女性，最容易陷入「生菜信仰」。有些女性因為肉類、米飯會發胖，甚至三餐都只吃生菜。雖然體重減輕了，但那不是「瘦」，而是「貧瘠」，稱不上「健康美」。結果導致暈眩、貧血……。

生菜可以說完全不含製血與肉的蛋白質。而且，創造美麗身材是肌肉的責任。只吃生菜而無適度運動，會使肌肉柔弱纖細。

此外，生菜泡鹽會使喉嚨乾渴，導致過度攝取水分的結果，沙拉醬等則會造成身體攝取過多脂肪的結果。而光吃無味的生菜，則人生最大喜悅之一的飲食享受就被剝奪了。

只有適度運動及合理飲食相結合，才是正確的減肥方法。此時請捨棄「生菜信仰」！

頸

★創造細而柔順的頸部線條

日常生活中，可說幾乎沒有稱得上是運動的頸部動作。尤其是女性，頸部很容易囤積脂肪。消除此皮下脂肪使頸部線條優美的就是此運動。

只不過，女性頸子比男性細，力量不太夠，因此，此處所介紹的三種運動不用軟管。利用頭部的重量，鍛鍊頸子前、後、側肌肉的運動，不但可使頸部挺直，還有改善肩膀僵硬的效果。

脖子運動

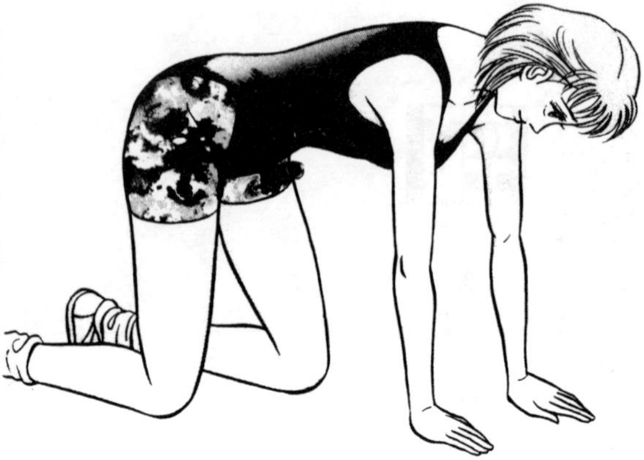

①膝蓋著地，雙手貼於地面，從眼睛直視正下方的姿勢開始。

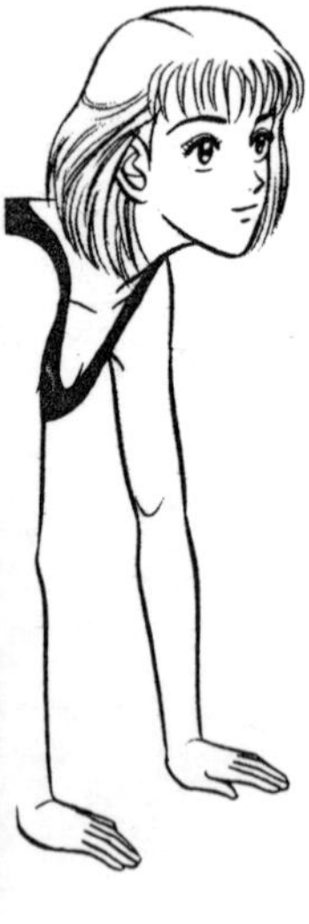

【一次運動】：①→②→①。

【呼吸】：抬頭時吸氣，恢復時吐氣。

【次數、組數】：二十五～三十次為基準，進行一組。

【注意點】：頭上抬時，以可動角度的八〇%為範圍，不可勉強。

【效果】：頸後部。

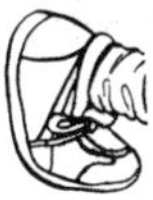

②頭抬起看前方，將意識集中於頸部重複此動作。

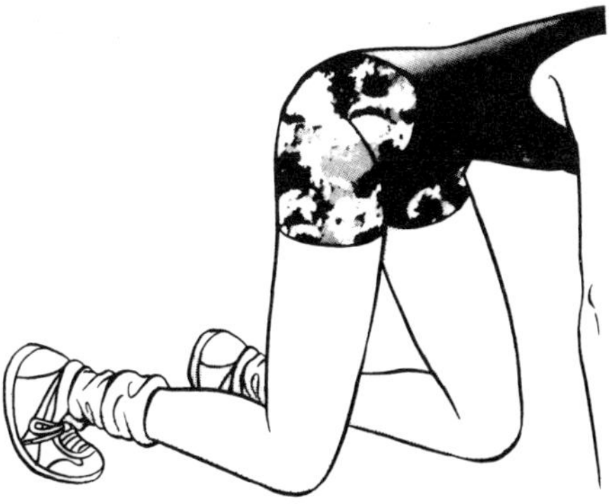

脖子捲曲

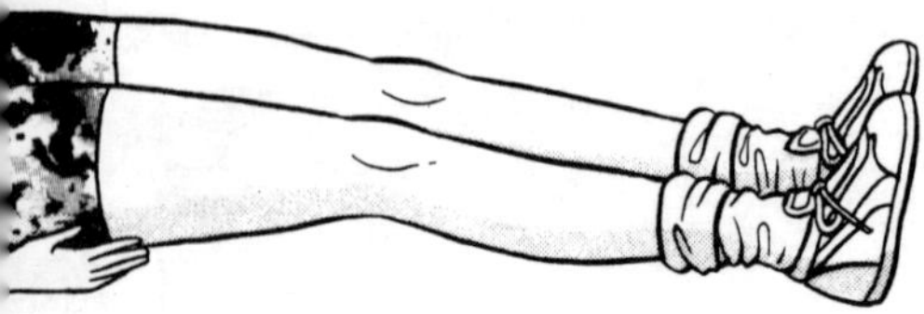

①仰躺，頭離地 5 公分的狀態開始。

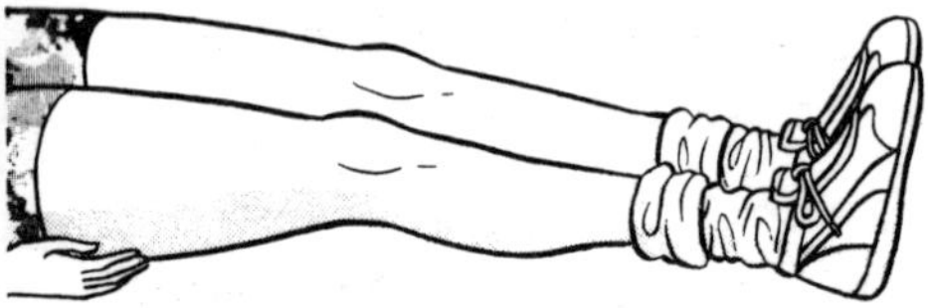

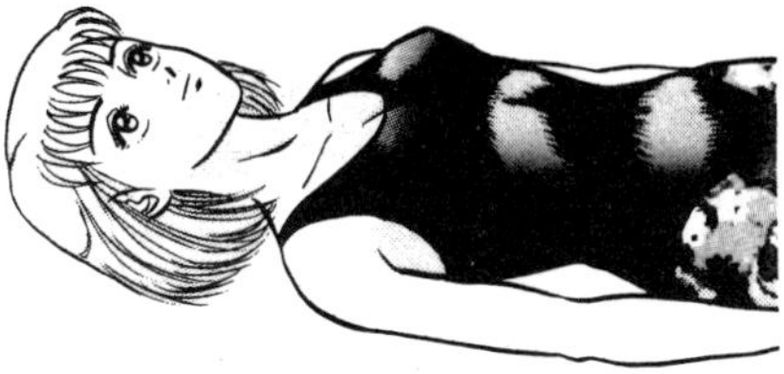

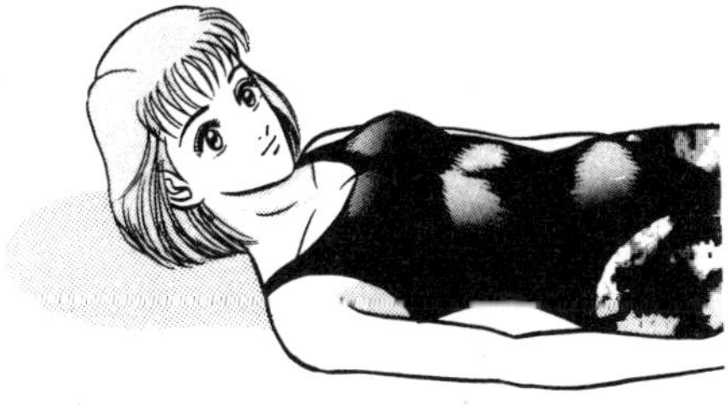

②頭抬起至看見自己腳尖的程度。重複此動作。

【一次運動】：①→②→①。

【呼吸】：開始時吸氣，邊吐氣頭邊抬起，恢復時吸氣。

【次數、組數】：以二十五~三十次為基準，進行一組。

【注意點】：頭恢復開始的位置時，必須慢慢進行。

【效果】：頸前部。

脖子側轉

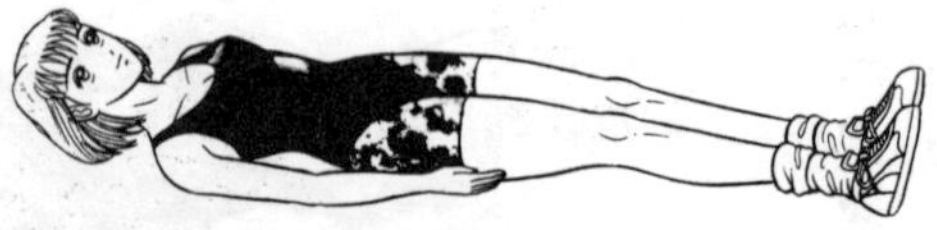

①仰躺，從頭部離地 5 公分的狀態開始

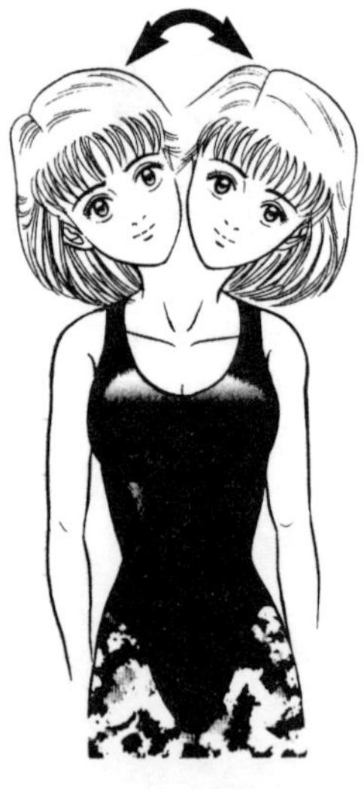

②保持頭部高度向左右搖動。

【一次運動】：①→②→①（左右交互）。

【呼吸】：放鬆有節奏地進行。

【次數、組數】：左右搖動為一次，以二十五～三十次為基準，進行一組。

【注意點】：在可動範圍內盡量彎曲，會造成頸肌疼痛，所以使肩膀固定，頭稍微搖擺即可。

【效果】：頸的兩側。

臀

★使臀部緊縮堅挺

此處也不必使用軟管。因為即使不利用軟管負荷，這也是對女性臀部提高非常有效的運動。

女性堅挺的臀部的確非常有魅力，但運動不足及皮下脂肪過多，就只能成為「垂臀」了。

此處所介紹的運動，不僅可鍛鍊臀大肌緊縮臀部，對於提高臀部也有效。

蹲下運動

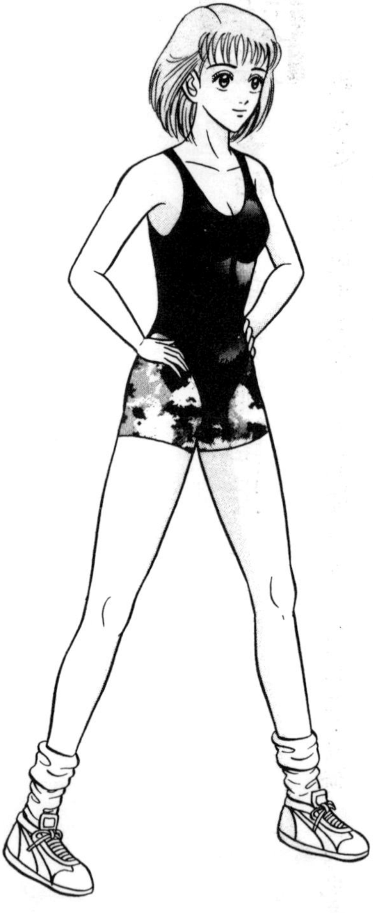

①雙手叉腰，雙腳打開肩幅二倍寬
直立。

【一次運動】：①→②→①。

【呼吸】：腰下降時吸氣，恢復時吐氣。

【次數、組數】：十五～二十次為一組，進行二組。習慣後增加次數，以五十次為目標。

【注意點】：上身不要前傾。將意識放在臀部更有效果。

【效果】：大臀部。提高臀部。

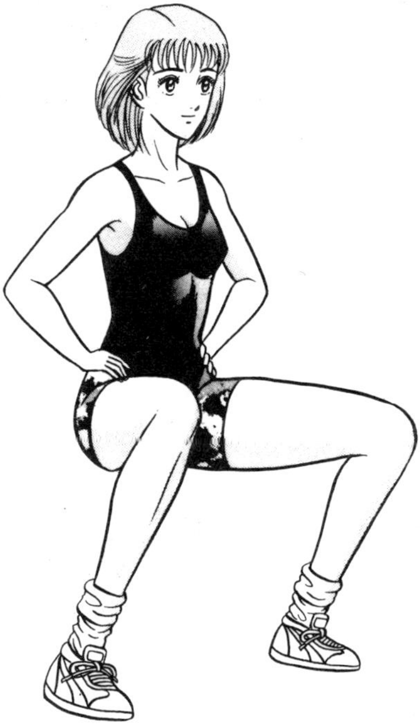

②在可動範圍內，腰慢慢沈下。

緊縮臀部

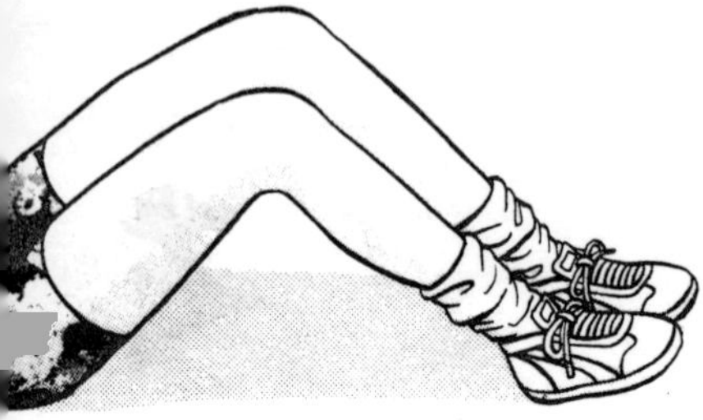

①仰躺，手於頭後交叉。雙腳併攏，膝蓋直立。

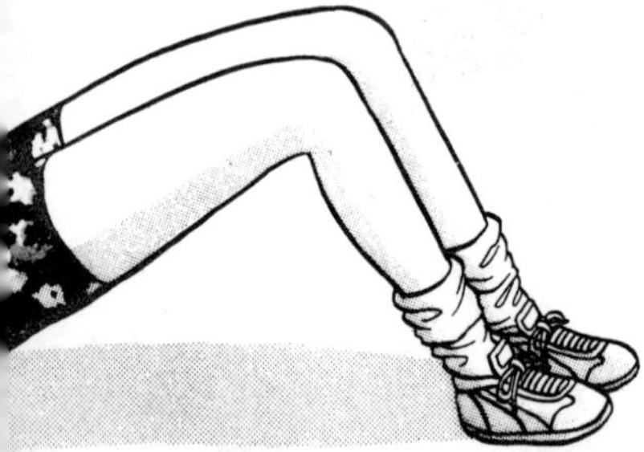

【一次運動】：①→②→①。

【呼吸】：以輕鬆的方式有節奏地進行。

【次數、組數】：五十次為一組，進行二組。

【注意點】：不要反轉身體，使臀部收縮。

【效果】：大臀部。提高臀部。

②臀部用力往上拉，上下反覆進行。

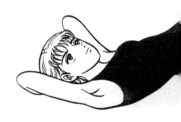

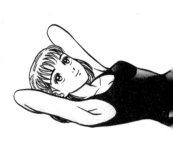

全身

★全身排出多餘的脂肪

有氧運動是使全身體脂肪燃燒最有效的方法。此處介紹的運動，全面採用這種有氧運動，所以對女性而言是一種挑戰。

與軟管運動合併使用，每週一～二次，時間及體力允許的狀況下務必一試。

一到二十

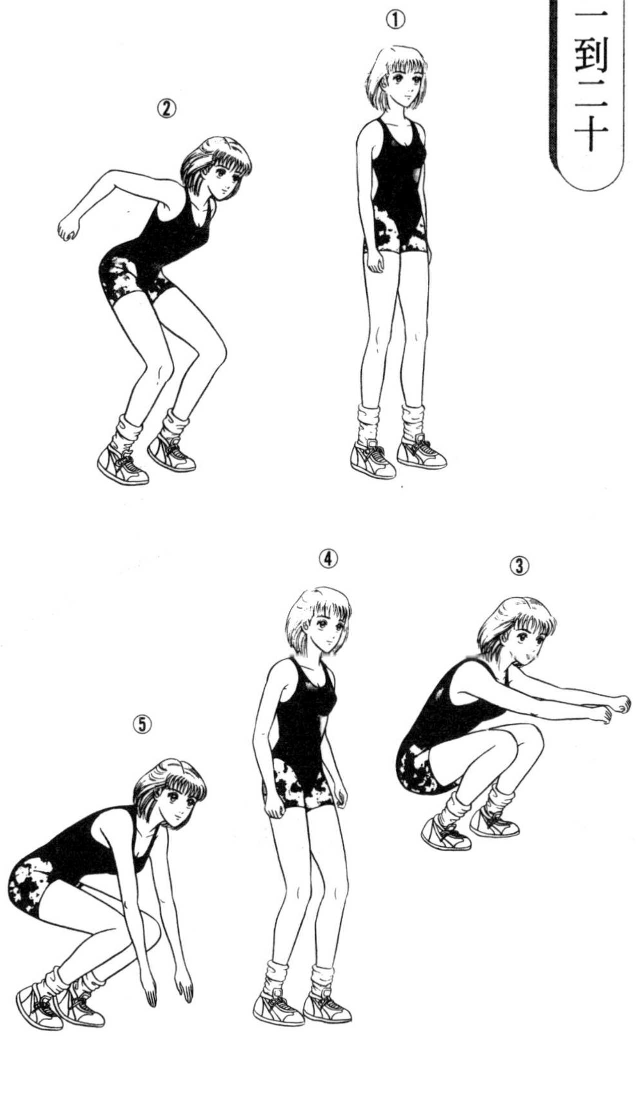

首先進行一次反彈蹲立（參照一三八頁）（①～③）。接著身體不要休息，從下個動作（④～⑤）伏地挺身（參照九十六頁），進行二十次（⑥～⑧）。接著再從連續動作（9）開始。

接下來蹲立二次、伏地挺身十九次。然後三次……十八次、四次……十七次，與開始的情形顛倒，最後為蹲立二十次，伏地挺身一次。

⑥

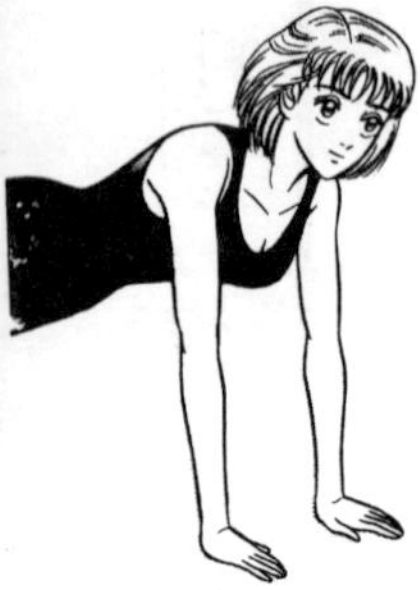

⑦

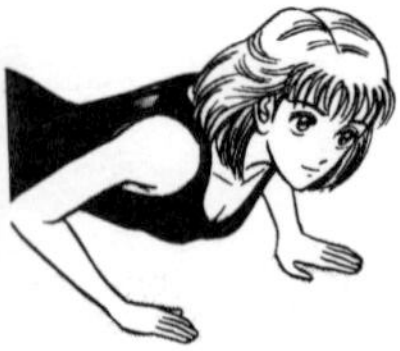

⑧

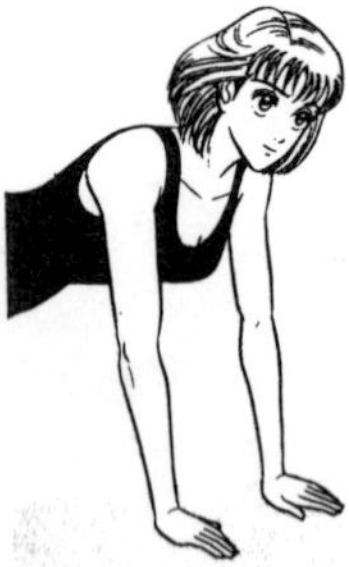

⑨

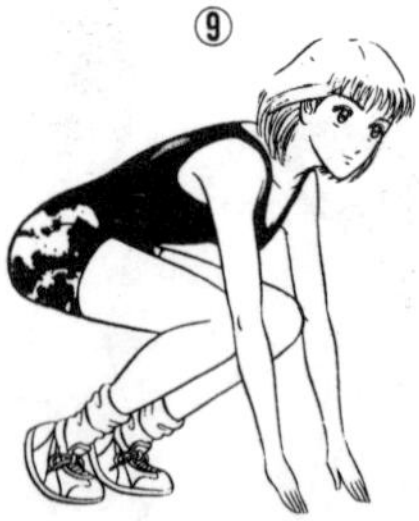

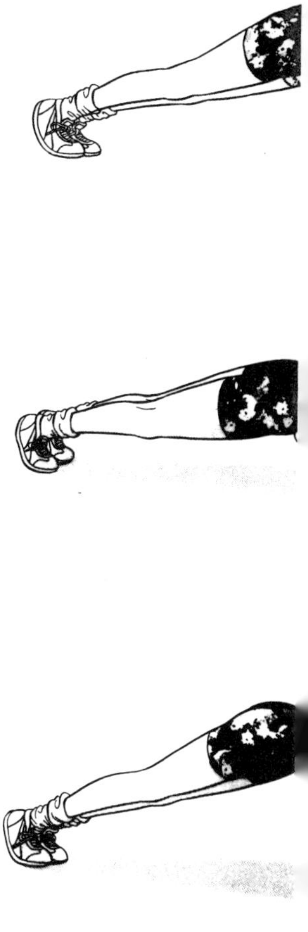

【呼吸】：因為運動量大，呼吸很難一定，只要依自己方法有節奏進行即可。

【次數、組數】：一組就夠了。

【注意點】：絕對不要勉強。雖然介紹一到二十，但女性場合配合體力，一～十或一～五都可以。開始以時鐘計時，輕鬆又快速完成後再增加次數。請在時間充裕的日子裡進行。結束時，緩緩踏步至呼吸恢復正常為止。此外，有心臟、肺部方面疾病者，在進行此運動之前，請先和醫生商量。

【效果】：對體脂肪燃燒有效。

多走一走

由於自用車及交通工具的普及，現代人生活非常方便，但卻少了「走路」的機會。從健康及減肥觀點而言，這表示日常生活中消耗的熱量減少。

不要小看「走路」。體重五十公斤的女性，以普通速度持續走三十分鐘，即可消耗八四卡熱量。走得快些則此數字為一二三卡。

此外，走路也可鍛鍊腳和腰，還能讓心情舒暢、使大腦受刺激而活性化，好處非常多。

尤其對於坐辦公桌的女性而言，尚有消除緊張的功效。

只不過，不要把走路想成是「為了減肥的義務」。以逛街的心情看看不同風景、發現新開的店，從「遊玩心」開始增加走路的機會。

第五章

提高效果的方法與想法

在愉快的氣氛下進食

本章以第二章敘述過的我（高橋）本身經驗為中心，導出「提高軟管減肥效果的方法」。

最初應該提到的是，軟管減肥與食物療法併用。此重點已在第三章由富家醫師簡單說明，在此，我補充如下：

「記得在愉快的氣氛下用餐！」

對於減肥者而言，了解一天必要熱量及每餐熱量，可供參考。

例如，二十歲體重五十公斤、體脂肪率二五％的女性，一天必要熱量為二千卡。

這位女性午餐吃拉麵，攝取熱量約七百卡，已經是必要量的三分之一以上。若只要靠運動消耗此熱量，慢跑約需一小時四十分、爬樓梯約需二小時。

「真糟糕，根本沒有做這種運動的力氣和時間。為了減低熱量攝取，於是晚餐就只好忍耐吃一些水煮菜或菜湯。」

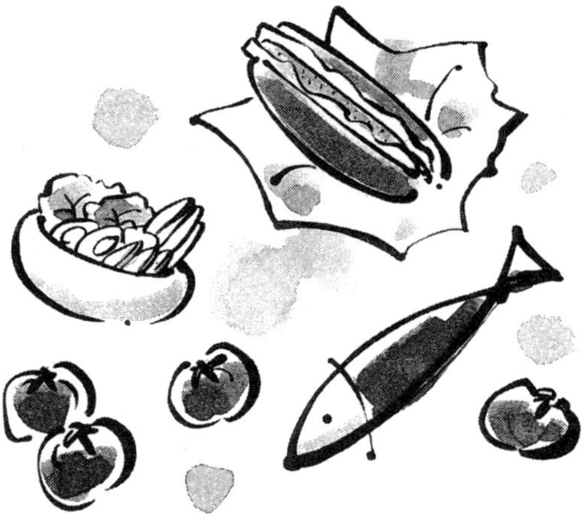

不少人採取這種態度。

但這裡列舉的數字只是「參考」，如果如右例所述，非常拘泥此數字，那麼往往會感到進食是一種罪惡（甚至成為拒食症），變得心情不佳。如此一來，難得的料理都變得不好吃了。

另外，這種現象日復一日，長久累積下來，就像富家醫師所言，會形成緊張情緒。而這種緊張一旦爆發，恐怕會暴飲暴食，造成比以前更胖的結果。

進行軟管減肥運動，一開始對於女性而言，可能感到和節食一樣，被當成一種「苦行」。

這時請這麼想：

「為了每天心情愉快地吃美味食物，我要進行軟管運動。」

如前所述，軟管減肥不單單是消耗熱量、燃燒體脂肪而已，還能透過肌肉鍛鍊，創造「不容易胖的健康身體」。換言之，只要不「暴飲暴食」，隨時均可輕鬆愉快地享受美食。

我本身從一百公斤減到八十五公斤的五個月間，雖然盡量控制油脂、糖分多的食物，但卻能每天「心情愉快」地進食。

富家醫生的忠告

食物療法是提高減肥效果的必要條件，但如果過度禁慾，反而會對軟管減肥造成不良影響，並且往往造成「這麼無聊的事，還是算了吧！」的結果。

從這層意義而言，高橋先生「每天愉快進食」的建議，是實行減肥非常有效的想法。

此外，不太好吃的營養食譜，往往會導致營養素的偏差。

說得極端一點，請想想看每天吃豆腐或只吃帶餡麵包的情境。

豆腐的確是高蛋白質、低熱量的不錯減肥食品,不過其營養素就只有蛋白質。帶餡麵包只含糖及碳水化合物。每天只吃這種東西，身體會越來越虛弱，總有一天會倒下去。

另外也有人說蒟蒻等無熱量食品最適合減肥，因此成為「蒟蒻信仰者」。大量攝取蒟蒻，也許會使胃袋得到滿足，但由於血液中的糖分濃度不上升，所以頭（食慾中樞）無法得到滿足。換句話說，在蒟蒻被消化的同時，頭部會開始訴說空腹感。

這就是滿腹感與空腹感之戰。結果往往造成暴飲暴食，或忍耐增加緊張情緒。這不正是『蒟蒻療法』經驗者的體驗嗎?

總而言之，每天飲食中，必須包含蛋白質、糖分（碳水化合物）、脂肪、維他命等營養素。如此一來，即使食物被消化了，頭還是能持續滿腹感。而這也和「美味進食」有關。

什麼食品含有什麼營養素，請查閱營養師所寫的書。食物療法的書在這層意義上很有幫助。

活用輔助品的效果

接下來介紹輔助品——我幾乎在一個月內從九十公斤減至八五公斤所服用的輔助食品。

只不過，輔助品只是「輔助」，主體當然是軟管運動。請不要有「算了，運動好麻煩，我吃輔助品減肥就好了」的想法。

因為這樣就和只靠節食減肥沒什麼不同了。不但體脂肪減少，連重要的肌肉也衰退，絕對稱不上是「美麗健康的身體」。

我所利用的輔助品成分是梔子與匙羹藤的濃縮精華。這種成分可以抑制人體吸收食物熱量。

梔子萃取劑還可抑制脂肪吸收，匙羹藤的萃取劑則可抑制糖分吸收。

我在九十公斤時，每次飯前將此輔助品的粉末溶在湯中喝下，分量是〇・五公克。

當然，這段期間仍然持續軟管運動。

●主要食品熱量節約率（取自輔勵食品附帶參考資料）

食品名稱	攝取熱量	節約熱量	節約率	備　　註
牛排	435	282	35%	牛的腰部肉 150g
咖哩飯	616	372	40%	
蒲燒鰻	509	335	34%	150g
拉麵	460	264	43%	
冰淇淋	261	138	47%	明治乳業・香草提煉香料 100 圓・一個
炸薯條	421	209	50%	大馬鈴薯 L

本書附輔助食品參考資料「熱量節約表（標準計算）」。請參考上表。

酒精類中，啤酒的熱量節約率是十五%，威士忌、白蘭地是〇%。雖然同樣是酒類，但對於蒸餾酒好像沒什麼效果。

此輔助食品究竟對我的減重有什麼貢獻，實在很難定量化。

但以我為例，每天進行二十分鐘軟管減肥，一個月就可以減三公斤。這麼說起來，剩下的二公斤就是輔功食品的效果也說不定。

富家醫生的忠告

高橋先生所介紹的輔助食品，由於不是醫藥品，所以沒有臨床資料。雖然附有「熱量節約表（標準計算）」，以及二十位女性體重與脂肪的減少資料，但很可惜，並無記載「何時」、「何處（大學、醫院、研究設施）」、「某人指導」等資料。

因此，關於此輔助食品的效用，站在醫生的立場，並不大力推薦。

但此處可歸納二點。

一是輔助食品對高橋先生有效果。另一點是，就算輔助食品有效果，但若只依賴此而怠於軟管運動、暴飲暴食，也沒什麼用。

正如高橋先生所言，主體還是軟管運動。

「愉快、耐心、輕鬆」是重點

提高軟管減肥效果的具體方法，亦即暖身運動、整理運動、軟管握法、手腕位置、身體姿勢、呼吸方法等，已於第四章詳細解說過了。

除了身體要素之外，事實上還有提高效果的心理要素。那就是印象力。

不是跟著解說茫然的做運動，而是腦海中邊描繪「利用此運動鍛鍊哪一部分肌

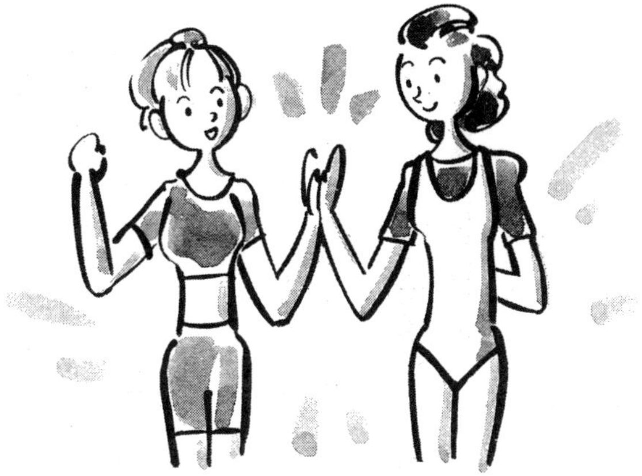

肉？」、「做了此運動後，自己會變成什麼體型？」，邊集中精神進行運動，保證效果必定提高。

人類的精神力確實可以影響肉體。

但軟管減肥要充分發揮其效果，再怎麼說都是長時間持續。從這層意義而言，以下敘述使軟管減肥長久持續的訣竅。

最重要有二項：

①不要勉強。

②愉快進行。

①已經再三強調過了，相信讀者已十分了解。最重要是配合自己的肌力、體力、當日情況、身體出現之警訊等等，做適合的運動。

這無法期待即時效果。請各位不要只著

眼於體重的減輕量。這二點很重要。

只要持續軟管減肥，相信妳必定能成為「美麗健康的苗條身材」擁有者。此效果的前兆是，早期妳應該可以感受到身體爽快、舒適。

②是自己放鬆的工夫。例如邊聽喜愛的音樂邊運動也不錯。邊看電視邊做運動也可以（雖然有些姿勢不太能看電視……）。

此外，與志同道合的朋友、戀人（或丈夫）一起做軟管減肥，更能達到激勵效果。當然，一個人默默努力運動也很好。但此時小心別陷入自閉的精神狀態。

愉快、耐心、輕鬆——簡言之，這三項是使軟管減肥持續的重點。

富家醫生的忠告

演講中常常被問道：「不每天進行運動就沒效果了嗎？」

第三章曾提過，有些人認為「運動不做到欺負身體的程度就沒效果」，同樣也有人認為，「非得每天拚命運動得汗流浹背才有意義」，真令人吃驚。

當然，對於以上詢問答案是「NO」。反之，受限於這種強迫觀念的運動無法長久。

就連專業運動選手都無法每天練習運動了，何況是一般人。當然，絕非輕視訓練的重要，但其著眼點是比賽，配合比賽的訓練計畫表，應該練習時努力練習，應該休息時就充分休養。

而且從運動醫學角度而言，鍛鍊過的肌肉並不會因短暫休息而衰退。因此，一般人，尤其是女性，就算隔天運動一次也沒問題。

一週休息一、二天，就認為「已經沒效了，再運動也是白費」，似乎有點可笑。

當然，對體力有自信、有餘裕，每天運動最好，減肥效果必可早日出現。

既然做了運動，最重要的是持續性。因此，請牢記高橋先生所說的「愉快、耐心、輕鬆」，不要勉強，但也不可太善待自己，持續軟管減肥吧！

不只高橋先生，我也保證「只要持續軟管減肥，必定達到美麗健康瘦身的效果」。

第六章

更了解軟管減肥的Q&A

軟管有什麼種類？

（高橋）依素材不同，可大致分為生橡膠與合成橡膠製二種。合成橡膠製比較便宜，但伸縮性比較差，不適合運動。另外也有方便手握，軟管兩側附手把者，但這不利於調節抵抗力強弱，所以我不推薦。

價格多少？

（高橋）合成橡膠製最便宜在日幣二千圓左右，但依我的經驗，還是推薦使用天然樹脂製成的生橡膠無色軟管。日本「軟管運動普及會」所發布的價格，外徑十毫米、內徑七毫米、長二・五公尺的女性用軟管原型皮盒組，為日幣四千圓。

為什麼生橡膠製的無色品較好？

（高橋）最大理由在於軟管伸縮率的差異。相對於生橡膠製（米黃色＝樹脂含有率八〇％）的伸縮率為六四〇％，合成橡膠只有二五〇—三〇〇％而已。幾乎所有運動都必須伸展軟管至三〇〇％以上。因此，使用生橡膠製，不會對肌肉造成勉強，但合成橡膠製品恐怕就會對肌肉造成過度負荷。

另外，無色品之所以比較好，是因為著色品的伸縮率及耐久性比無色品低一〇％。

（文中伸縮率的數值，是依據日本財團法人化學品檢查協會的資料）

軟管的壽命多長？

（高橋）依軟管種類不同，還有使用量（次數、頻度）及使用方式的不同而異。

以我所進行非常強的訓練為例（使用的軟管為無色生橡膠製，外徑十五毫米、肉厚三毫米，訓練量為一日一小時×週四次），平均每半年換一次軟管。從此經驗值換算，則一天十五分鐘左右的女性軟管減肥場合，軟管壽命超過一年。

但軟管斷裂的原因，大部分是軟管的經時劣化（隨著時間而逐漸脆弱）。不小心造成的小傷痕，會在使用時繼續擴大，如此則不堪負荷。

因此，運動時在銳角堅硬場所，或平時保管上應十分注意。

軟管的照顧方法？

（高橋）生橡膠製的軟管，即使髒了也不要用清潔劑清洗，在運動後，以擰乾的毛巾擦拭附著的灰塵或汗。清潔劑會使軟管表面發黏，提早劣化。

保管場所請選擇日光直射不到之處。最好捲成圓形置於架子上。直接掛在鉤上拉是造成傷痕的原因，請盡量避免。

不在早晨做運動就沒效果嗎？

（富家）沒這回事。這可能是「早晨清爽」的聯想，但完全是俗說。其實早晨起床尚未進食前就開始激烈的運動，反而對身體不好。

因為那時候的身體是處於沒有食物、水分減少狀態。換言之，即血液濃度高（血液黏）的狀態。在這種狀態下進行慢跑等運動，會使血液濃縮，也許會誘發腦梗塞或心肌梗塞。只不過，像軟管減肥這種輕微運動，倒沒必要太過於神經質。

不過早晨起床運動前，還是先喝一杯水、吃一根香蕉或小饅頭較好。

什麼時候運動最好？

（富家）什麼時候都好。只要遵守前項設定，即使早上運動也沒關係。此外，下班、放學、就寢前運動都可以。請選擇自己最方便的時間。

但有二項條件。一是做運動前不要進食正餐，尤其滿腹狀態下不要做劇烈運動。二是即使吃宵夜也請在一、二點之前。從生理學觀點而言，不鼓勵深夜運動。

軟管運動普及會

〒221　日本国横浜市神奈川区中丸39－4

☎〇四五－四一三－五五五〇

大展出版社有限公司　圖書目錄

地址：台北市北投區11204
致遠一路二段12巷1號
郵撥： 0166955～1
電話：(02) 8236031
8236033
傳眞：(02) 8272069

• 法律專欄連載 • 電腦編號 58

台大法學院 法律學系／策劃
法律服務社／編著

①別讓您的權利睡著了1		200元
②別讓您的權利睡著了2		200元

• 秘傳占卜系列 • 電腦編號 14

①手相術	淺野八郎著	150元
②人相術	淺野八郎著	150元
③西洋占星術	淺野八郎著	150元
④中國神奇占卜	淺野八郎著	150元
⑤夢判斷	淺野八郎著	150元
⑥前世、來世占卜	淺野八郎著	150元
⑦法國式血型學	淺野八郎著	150元
⑧靈感、符咒學	淺野八郎著	150元
⑨紙牌占卜學	淺野八郎著	150元
⑩ＥＳＰ超能力占卜	淺野八郎著	150元
⑪猶太數的秘術	淺野八郎著	150元
⑫新心理測驗	淺野八郎著	160元
⑬塔羅牌預言秘法	淺野八郎著	200元

• 趣味心理講座 • 電腦編號 15

①性格測驗1	探索男與女	淺野八郎著	140元
②性格測驗2	透視人心奧秘	淺野八郎著	140元
③性格測驗3	發現陌生的自己	淺野八郎著	140元
④性格測驗4	發現你的真面目	淺野八郎著	140元
⑤性格測驗5	讓你們吃驚	淺野八郎著	140元
⑥性格測驗6	洞穿心理盲點	淺野八郎著	140元
⑦性格測驗7	探索對方心理	淺野八郎著	140元
⑧性格測驗8	由吃認識自己	淺野八郎著	160元

⑨性格測驗9	戀愛知多少	淺野八郎著	160元
⑩性格測驗10	由裝扮瞭解人心	淺野八郎著	160元
⑪性格測驗11	敲開內心玄機	淺野八郎著	140元
⑫性格測驗12	透視你的未來	淺野八郎著	160元
⑬血型與你的一生		淺野八郎著	160元
⑭趣味推理遊戲		淺野八郎著	160元
⑮行爲語言解析		淺野八郎著	160元

・婦 幼 天 地・電腦編號16

①八萬人減肥成果	黃靜香譯	180元
②三分鐘減肥體操	楊鴻儒譯	150元
③窈窕淑女美髮秘訣	柯素娥譯	130元
④使妳更迷人	成　玉譯	130元
⑤女性的更年期	官舒妍編譯	160元
⑥胎內育兒法	李玉瓊編譯	150元
⑦早產兒袋鼠式護理	唐岱蘭譯	200元
⑧初次懷孕與生產	婦幼天地編譯組	180元
⑨初次育兒12個月	婦幼天地編譯組	180元
⑩斷乳食與幼兒食	婦幼天地編譯組	180元
⑪培養幼兒能力與性向	婦幼天地編譯組	180元
⑫培養幼兒創造力的玩具與遊戲	婦幼天地編譯組	180元
⑬幼兒的症狀與疾病	婦幼天地編譯組	180元
⑭腿部苗條健美法	婦幼天地編譯組	180元
⑮女性腰痛別忽視	婦幼天地編譯組	150元
⑯舒展身心體操術	李玉瓊編譯	130元
⑰三分鐘臉部體操	趙薇妮著	160元
⑱生動的笑容表情術	趙薇妮著	160元
⑲心曠神怡減肥法	川津祐介著	130元
⑳內衣使妳更美麗	陳玄茹譯	130元
㉑瑜伽美姿美容	黃靜香編著	180元
㉒高雅女性裝扮學	陳珮玲譯	180元
㉓蠶糞肌膚美顏法	坂梨秀子著	160元
㉔認識妳的身體	李玉瓊譯	160元
㉕產後恢復苗條體態	居理安・芙萊喬著	200元
㉖正確護髮美容法	山崎伊久江著	180元
㉗安琪拉美姿養生學	安琪拉蘭斯博瑞著	180元
㉘女體性醫學剖析	增田豐著	220元
㉙懷孕與生產剖析	岡部綾子著	180元
㉚斷奶後的健康育兒	東城百合子著	220元
㉛引出孩子幹勁的責罵藝術	多湖輝著	170元

㉜培養孩子獨立的藝術	多湖輝著	170元
㉝子宮肌瘤與卵巢囊腫	陳秀琳編著	180元
㉞下半身減肥法	納他夏・史達賓著	180元
㉟女性自然美容法	吳雅菁編著	180元
㊱再也不發胖	池園悅太郎著	170元
㊲生男生女控制術	中垣勝裕著	220元
㊳使妳的肌膚更亮麗	楊　皓編著	170元
㊴臉部輪廓變美	芝崎義夫著	180元
㊵斑點、皺紋自己治療	高須克彌著	180元
㊶面皰自己治療	伊藤雄康著	180元
㊷隨心所欲瘦身冥想法	原久子著	180元
㊸胎兒革命	鈴木丈織著	180元
㊹NS磁氣平衡法塑造窈窕奇蹟	古屋和江著	180元
㊺享瘦從腳開始	山田陽子著	180元
㊻小改變瘦4公斤	宮本裕子著	180元

・青 春 天 地・電腦編號17

①A血型與星座	柯素娥編譯	160元
②B血型與星座	柯素娥編譯	160元
③O血型與星座	柯素娥編譯	160元
④AB血型與星座	柯素娥編譯	120元
⑤青春期性教室	呂貴嵐編譯	130元
⑥事半功倍讀書法	王毅希編譯	150元
⑦難解數學破題	宋釗宜編譯	130元
⑧速算解題技巧	宋釗宜編譯	130元
⑨小論文寫作秘訣	林顯茂編譯	120元
⑪中學生野外遊戲	熊谷康編著	120元
⑫恐怖極短篇	柯素娥編譯	130元
⑬恐怖夜話	小毛驢編譯	130元
⑭恐怖幽默短篇	小毛驢編譯	120元
⑮黑色幽默短篇	小毛驢編譯	120元
⑯靈異怪談	小毛驢編譯	130元
⑰錯覺遊戲	小毛驢編譯	130元
⑱整人遊戲	小毛驢編著	150元
⑲有趣的超常識	柯素娥編譯	130元
⑳哦！原來如此	林慶旺編譯	130元
㉑趣味競賽100種	劉名揚編譯	120元
㉒數學謎題入門	宋釗宜編譯	150元
㉓數學謎題解析	宋釗宜編譯	150元
㉔透視男女心理	林慶旺編譯	120元

㉕少女情懷的自白	李桂蘭編譯	120元
㉖由兄弟姊妹看命運	李玉瓊編譯	130元
㉗趣味的科學魔術	林慶旺編譯	150元
㉘趣味的心理實驗室	李燕玲編譯	150元
㉙愛與性心理測驗	小毛驢編譯	130元
㉚刑案推理解謎	小毛驢編譯	130元
㉛偵探常識推理	小毛驢編譯	130元
㉜偵探常識解謎	小毛驢編譯	130元
㉝偵探推理遊戲	小毛驢編譯	130元
㉞趣味的超魔術	廖玉山編著	150元
㉟趣味的珍奇發明	柯素娥編著	150元
㊱登山用具與技巧	陳瑞菊編著	150元

・健 康 天 地・電腦編號 18

①壓力的預防與治療	柯素娥編譯	130元
②超科學氣的魔力	柯素娥編譯	130元
③尿療法治病的神奇	中尾良一著	130元
④鐵證如山的尿療法奇蹟	廖玉山譯	120元
⑤一日斷食健康法	葉慈容編譯	150元
⑥胃部強健法	陳炳崑譯	120元
⑦癌症早期檢查法	廖松濤譯	160元
⑧老人痴呆症防止法	柯素娥編譯	130元
⑨松葉汁健康飲料	陳麗芬編譯	130元
⑩揉肚臍健康法	永井秋夫著	150元
⑪過勞死、猝死的預防	卓秀貞編譯	130元
⑫高血壓治療與飲食	藤山順豐著	150元
⑬老人看護指南	柯素娥編譯	150元
⑭美容外科淺談	楊啟宏著	150元
⑮美容外科新境界	楊啟宏著	150元
⑯鹽是天然的醫生	西英司郎著	140元
⑰年輕十歲不是夢	梁瑞麟譯	200元
⑱茶料理治百病	桑野和民著	180元
⑲綠茶治病寶典	桑野和民著	150元
⑳杜仲茶養顏減肥法	西田博著	150元
㉑蜂膠驚人療效	瀨長良三郎著	180元
㉒蜂膠治百病	瀨長良三郎著	180元
㉓醫藥與生活	鄭炳全著	180元
㉔鈣長生寶典	落合敏著	180元
㉕大蒜長生寶典	木下繁太郎著	160元
㉖居家自我健康檢查	石川恭三著	160元

㉗永恒的健康人生	李秀鈴譯	200元
㉘大豆卵磷脂長生寶典	劉雪卿譯	150元
㉙芳香療法	梁艾琳譯	160元
㉚醋長生寶典	柯素娥譯	180元
㉛從星座透視健康	席拉・吉蒂斯著	180元
㉜愉悅自在保健學	野本二士夫著	160元
㉝裸睡健康法	丸山淳士等著	160元
㉞糖尿病預防與治療	藤田順豐著	180元
㉟維他命長生寶典	菅原明子著	180元
㊱維他命C新效果	鐘文訓編	150元
㊲手、腳病理按摩	堤芳朗著	160元
㊳AIDS瞭解與預防	彼得塔歇爾著	180元
㊴甲殼質殼聚糖健康法	沈永嘉譯	160元
㊵神經痛預防與治療	木下眞男著	160元
㊶室內身體鍛鍊法	陳炳崑編著	160元
㊷吃出健康藥膳	劉大器編著	180元
㊸自我指壓術	蘇燕謀編著	160元
㊹紅蘿蔔汁斷食療法	李玉瓊編著	150元
㊺洗心術健康秘法	竺翠萍編譯	170元
㊻枇杷葉健康療法	柯素娥編譯	180元
㊼抗衰血癒	楊啟宏著	180元
㊽與癌搏鬥記	逸見政孝著	180元
㊾冬蟲夏草長生寶典	高橋義博著	170元
㊿痔瘡・大腸疾病先端療法	宮島伸宜著	180元
51膠布治癒頑固慢性病	加瀨建造著	180元
52芝麻神奇健康法	小林貞作著	170元
53香煙能防止癡呆?	高田明和著	180元
54穀菜食治癌療法	佐藤成志著	180元
55貼藥健康法	松原英多著	180元
56克服癌症調和道呼吸法	帶津良一著	180元
57B型肝炎預防與治療	野村喜重郎著	180元
58青春永駐養生導引術	早島正雄著	180元
59改變呼吸法創造健康	原久子著	180元
60荷爾蒙平衡養生秘訣	出村博著	180元
61水美肌健康法	井戶勝富著	170元
62認識食物掌握健康	廖梅珠編著	170元
63痛風劇痛消除法	鈴木吉彥著	180元
64酸莖菌驚人療效	上田明彥著	180元
65大豆卵磷脂治現代病	神津健一著	200元
66時辰療法——危險時刻凌晨4時	呂建強等著	180元
67自然治癒力提升法	帶津良一著	180元

⑱巧妙的氣保健法	藤平墨子著	180元
⑲治癒C型肝炎	熊田博光著	180元
⑳肝臟病預防與治療	劉名揚編著	180元
㉑腰痛平衡療法	荒井政信著	180元
㉒根治多汗症、狐臭	稻葉益巳著	220元
㉓40歲以後的骨質疏鬆症	沈永嘉譯	180元
㉔認識中藥	松下一成著	180元
㉕認識氣的科學	佐佐木茂美著	180元
㉖我戰勝了癌症	安田伸著	180元
㉗斑點是身心的危險信號	中野進著	180元
㉘艾波拉病毒大震撼	玉川重德著	180元
㉙重新還我黑髮	桑名隆一郎著	180元
㉚身體節律與健康	林博史著	180元
㉛生薑治萬病	石原結實著	180元
㉜靈芝治百病	陳瑞東著	180元
㉝木炭驚人的威力	大槻彰著	200元
㉞認識活性氧	井土貴司著	180元
㉟深海鮫治百病	廖玉山編著	180元
㊱神奇的蜂王乳	井上丹治著	180元

・實用女性學講座・電腦編號 19

①解讀女性內心世界	島田一男著	150元
②塑造成熟的女性	島田一男著	150元
③女性整體裝扮學	黃靜香編著	180元
④女性應對禮儀	黃靜香編著	180元
⑤女性婚前必修	小野十傳著	200元
⑥徹底瞭解女人	田口二州著	180元
⑦拆穿女性謊言88招	島田一男著	200元
⑧解讀女人心	島田一男著	200元
⑨俘獲女性絕招	志賀貢著	200元

・校 園 系 列・電腦編號 20

①讀書集中術	多湖輝著	150元
②應考的訣竅	多湖輝著	150元
③輕鬆讀書贏得聯考	多湖輝著	150元
④讀書記憶秘訣	多湖輝著	150元
⑤視力恢復！超速讀術	江錦雲譯	180元
⑥讀書36計	黃柏松編著	180元
⑦驚人的速讀術	鐘文訓編著	170元

⑧學生課業輔導良方	多湖輝著	180元
⑨超速讀超記憶法	廖松濤編著	180元
⑩速算解題技巧	宋釗宜編著	200元
⑪看圖學英文	陳炳崑編著	200元

・實用心理學講座・電腦編號 21

①拆穿欺騙伎倆	多湖輝著	140元
②創造好構想	多湖輝著	140元
③面對面心理術	多湖輝著	160元
④僞裝心理術	多湖輝著	140元
⑤透視人性弱點	多湖輝著	140元
⑥自我表現術	多湖輝著	180元
⑦不可思議的人性心理	多湖輝著	180元
⑧催眠術入門	多湖輝著	150元
⑨責罵部屬的藝術	多湖輝著	150元
⑩精神力	多湖輝著	150元
⑪厚黑說服術	多湖輝著	150元
⑫集中力	多湖輝著	150元
⑬構想力	多湖輝著	150元
⑭深層心理術	多湖輝著	160元
⑮深層語言術	多湖輝著	160元
⑯深層說服術	多湖輝著	180元
⑰掌握潛在心理	多湖輝著	160元
⑱洞悉心理陷阱	多湖輝著	180元
⑲解讀金錢心理	多湖輝著	180元
⑳拆穿語言圈套	多湖輝著	180元
㉑語言的內心玄機	多湖輝著	180元
㉒積極力	多湖輝著	180元

・超現實心理講座・電腦編號 22

①超意識覺醒法	詹蔚芬編譯	130元
②護摩秘法與人生	劉名揚編譯	130元
③秘法！超級仙術入門	陸　明譯	150元
④給地球人的訊息	柯素娥編著	150元
⑤密教的神通力	劉名揚編著	130元
⑥神秘奇妙的世界	平川陽一著	180元
⑦地球文明的超革命	吳秋嬌譯	200元
⑧力量石的秘密	吳秋嬌譯	180元
⑨超能力的靈異世界	馬小莉譯	200元

⑩逃離地球毀滅的命運	吳秋嬌譯	200元
⑪宇宙與地球終結之謎	南山宏著	200元
⑫驚世奇功揭秘	傅起鳳著	200元
⑬啟發身心潛力心象訓練法	栗田昌裕著	180元
⑭仙道術遁甲法	高藤聰一郎著	220元
⑮神通力的秘密	中岡俊哉著	180元
⑯仙人成仙術	高藤聰一郎著	200元
⑰仙道符咒氣功法	高藤聰一郎著	220元
⑱仙道風水術尋龍法	高藤聰一郎著	200元
⑲仙道奇蹟超幻像	高藤聰一郎著	200元
⑳仙道鍊金術房中法	高藤聰一郎著	200元
㉑奇蹟超醫療治癒難病	深野一幸著	220元
㉒揭開月球的神秘力量	超科學研究會	180元
㉓西藏密教奧義	高藤聰一郎著	250元
㉔改變你的夢術入門	高藤聰一郎著	250元

・養 生 保 健・電腦編號 23

①醫療養生氣功	黃孝寬著	250元
②中國氣功圖譜	余功保著	230元
③少林醫療氣功精粹	井玉蘭著	250元
④龍形實用氣功	吳大才等著	220元
⑤魚戲增視強身氣功	宮　嬰著	220元
⑥嚴新氣功	前新培金著	250元
⑦道家玄牝氣功	張　章著	200元
⑧仙家秘傳袪病功	李遠國著	160元
⑨少林十大健身功	秦慶豐著	180元
⑩中國自控氣功	張明武著	250元
⑪醫療防癌氣功	黃孝寬著	250元
⑫醫療強身氣功	黃孝寬著	250元
⑬醫療點穴氣功	黃孝寬著	250元
⑭中國八卦如意功	趙維漢著	180元
⑮正宗馬禮堂養氣功	馬禮堂著	420元
⑯秘傳道家筋經內丹功	王慶餘著	280元
⑰三元開慧功	辛桂林著	250元
⑱防癌治癌新氣功	郭　林著	180元
⑲禪定與佛家氣功修煉	劉天君著	200元
⑳顛倒之術	梅自強著	360元
㉑簡明氣功辭典	吳家駿編	360元
㉒八卦三合功	張全亮著	230元
㉓朱砂掌健身養生功	楊　永著	250元

㉔抗老功 陳九鶴著 230元

・社會人智囊・電腦編號24

①糾紛談判術	清水增三著	160元
②創造關鍵術	淺野八郎著	150元
③觀人術	淺野八郎著	180元
④應急詭辯術	廖英迪編著	160元
⑤天才家學習術	木原武一著	160元
⑥猫型狗式鑑人術	淺野八郎著	180元
⑦逆轉運掌握術	淺野八郎著	180元
⑧人際圓融術	澀谷昌三著	160元
⑨解讀人心術	淺野八郎著	180元
⑩與上司水乳交融術	秋元隆司著	180元
⑪男女心態定律	小田晉著	180元
⑫幽默說話術	林振輝編著	200元
⑬人能信賴幾分	淺野八郎著	180元
⑭我一定能成功	李玉瓊譯	180元
⑮獻給青年的嘉言	陳蒼杰譯	180元
⑯知人、知面、知其心	林振輝編著	180元
⑰塑造堅強的個性	坂上肇著	180元
⑱爲自己而活	佐藤綾子著	180元
⑲未來十年與愉快生活有約	船井幸雄著	180元
⑳超級銷售話術	杜秀卿譯	180元
㉑感性培育術	黃靜香編著	180元
㉒公司新鮮人的禮儀規範	蔡媛惠譯	180元
㉓傑出職員鍛錬術	佐佐木正著	180元
㉔面談獲勝戰略	李芳黛譯	180元
㉕金玉良言撼人心	森純大著	180元
㉖男女幽默趣典	劉華亭編著	180元
㉗機智說話術	劉華亭編著	180元
㉘心理諮商室	柯素娥譯	180元
㉙如何在公司崢嶸頭角	佐佐木正著	180元
㉚機智應對術	李玉瓊編著	200元
㉛克服低潮良方	坂野雄二著	180元
㉜智慧型說話技巧	沈永嘉編著	180元
㉝記憶力、集中力增進術	廖松濤編著	180元
㉞女職員培育術	林慶旺編著	180元
㉟自我介紹與社交禮儀	柯素娥編著	180元
㊱積極生活創幸福	田中真澄著	180元
㊲妙點子超構想	多湖輝著	180元

國家圖書館出版品預行編目資料

軟管減肥瘦身／高橋輝男、富家孝著，李芳黛譯
－初版－臺北市，大展，民 87
面；21 公分－（婦幼天地；47）
譯自：チューブ・ダイエッイ
ISBN 957-557-813-9（平裝）
1.減肥
411.35　　87003519

First published in Japan in 1996 by Bestsellers Co., Ltd.
Chinese translation rights arranged with Bestsellers Co., Ltd.
Through Japan Foreign-Rights Centre/Keio Cultural Enterprise Co., Ltd.

版權仲介：京王文化事業有限公司

軟管減肥瘦身　　ISBN 957-557-813-9

原 著 者／高橋輝男、富家孝
編 譯 者／李 芳 黛
發 行 人／蔡 森 明
出 版 者／大展出版社有限公司
社　　址／台北市北投區（石牌）致遠一路 2 段 12 巷 1 號
電　　話／(02) 28236031・28236033
傳　　真／(02) 28272069
郵政劃撥／0166955—1
登 記 證／局版臺業字第 2171 號
承 印 者／高星企業有限公司
裝　　訂／日新裝訂所
排 版 者／千兵企業有限公司
電　　話／(02) 28812643
初版1刷／1998 年（民 87 年）5 月

定　　價／180 元

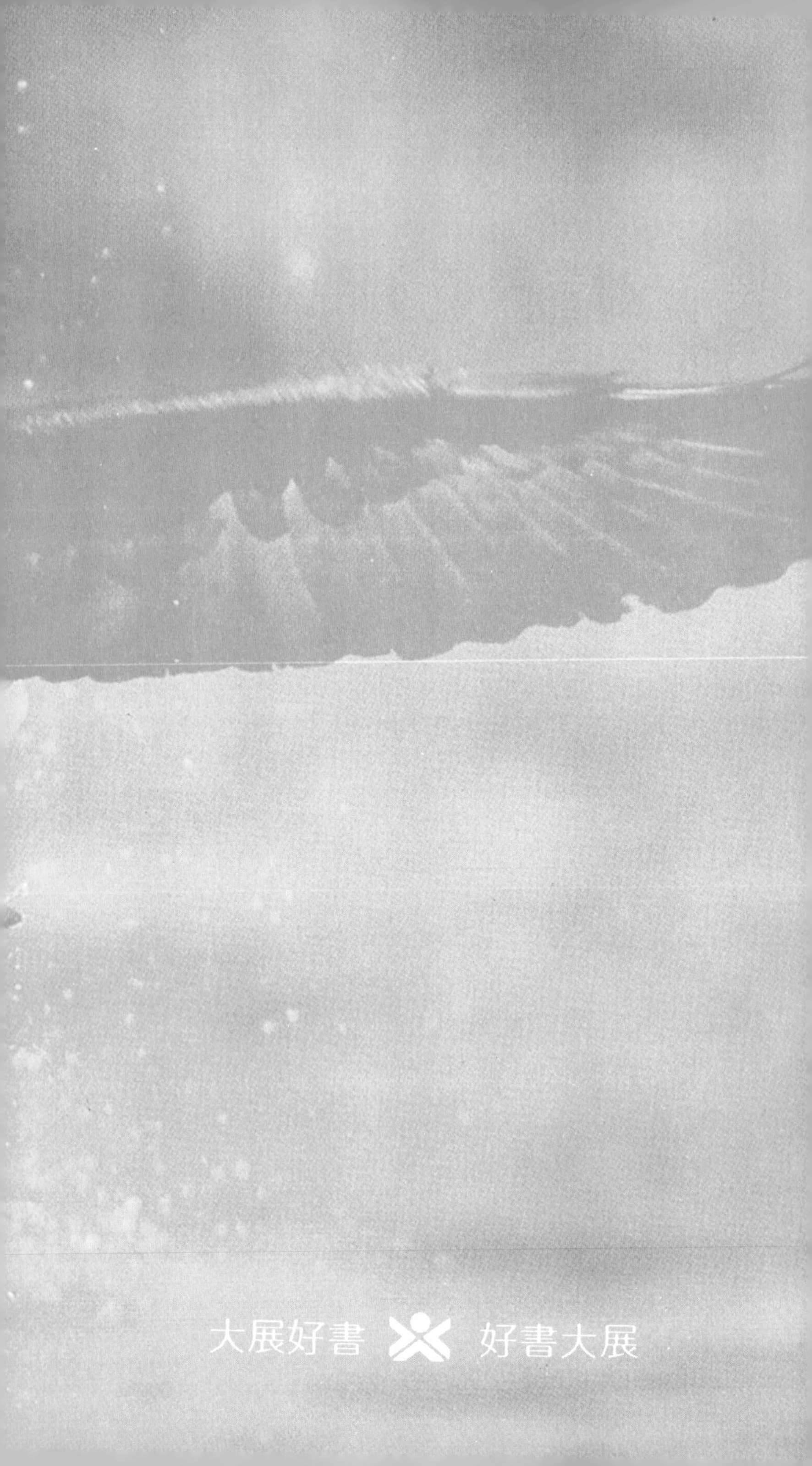
大展好書 好書大展

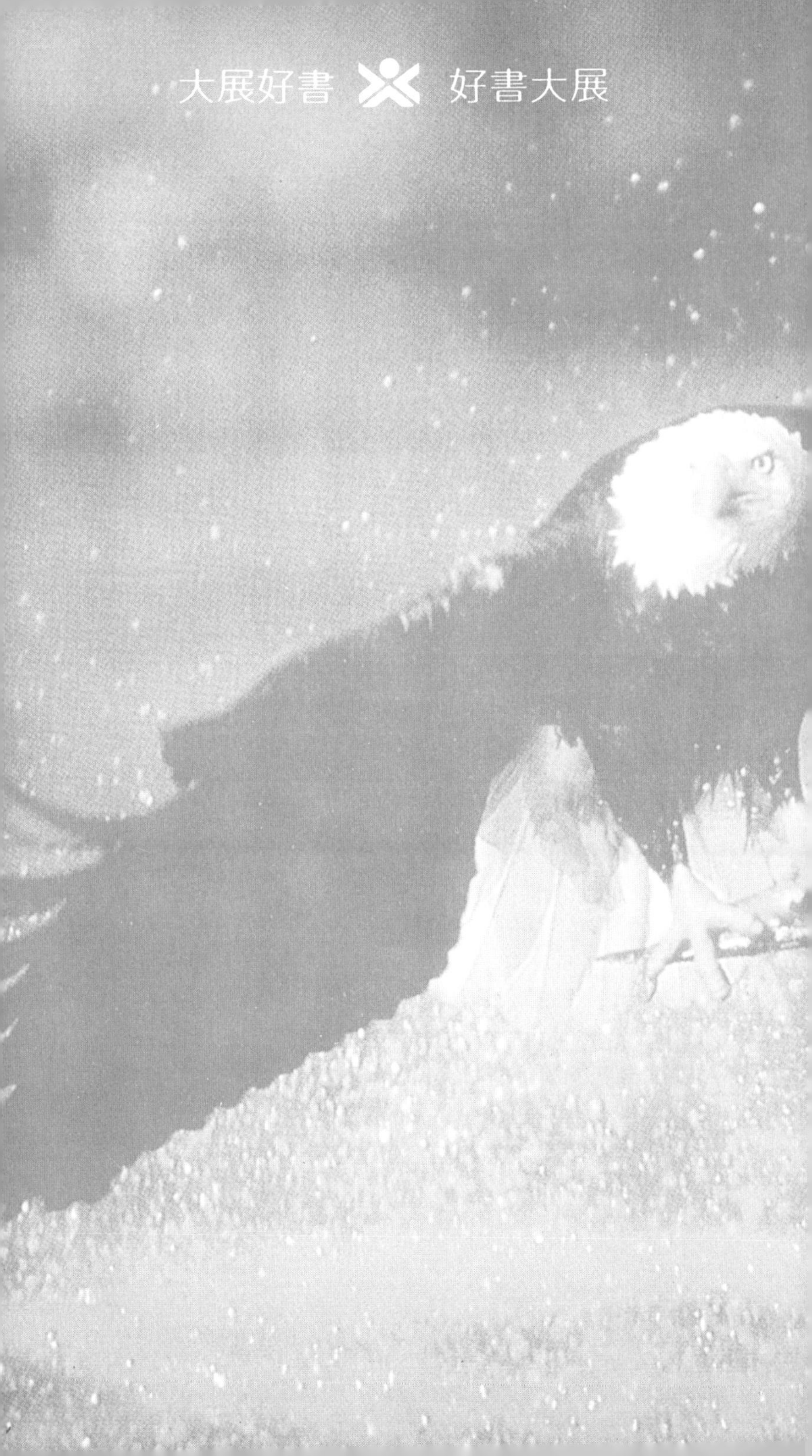
大展好書 好書大展